Mortagy Rashed

Terapia postem

Mortagy Rashed

Terapia postem

Wydawnictwo Bezkresy Wiedzy

Imprint
Any brand names and product names mentioned in this book are subject to trademark, brand or patent protection and are trademarks or registered trademarks of their respective holders. The use of brand names, product names, common names, trade names, product descriptions etc. even without a particular marking in this work is in no way to be construed to mean that such names may be regarded as unrestricted in respect of trademark and brand protection legislation and could thus be used by anyone.

Cover image: www.ingimage.com

Publisher:
Wydawnictwo Bezkresy Wiedzy
is a trademark of
International Book Market Service Ltd., member of OmniScriptum Publishing Group
17 Meldrum Street, Beau Bassin 71504, Mauritius

Printed at: see last page
ISBN: 978-620-0-54433-9

Caro lettore,

Książka w twojej ręce została pierwotnie wydana pod tytułem "Fasting Therapy", ISBN 978-3-659-87020-0.

Jego publikacja w języku włoskim była możliwa dzięki wykorzystaniu Sztucznej Inteligencji w dziedzinie językowej.

Technologia ta, która we wrześniu 2019 roku otrzymała pierwszą honorową nagrodę za sztuczną inteligencję w Berlinie, jest bliższa funkcjonowaniu ludzkiego mózgu. Jest więc w stanie wychwycić i przekazać najmniejsze niuanse w sposób nigdy wcześniej nieosiągalny.

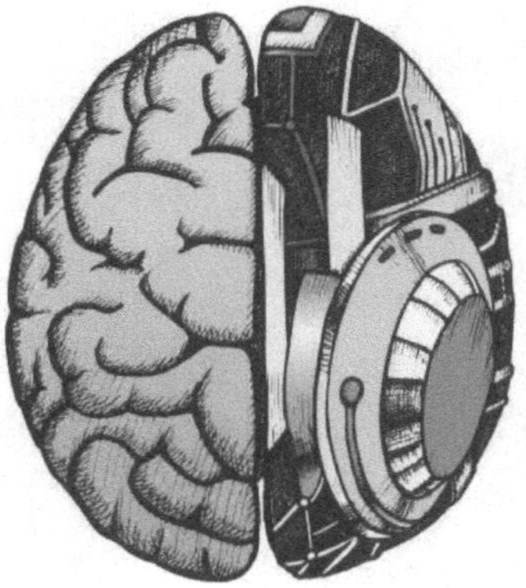

Mamy nadzieję, że spodoba się Państwu ta książka i prosimy o wzięcie pod uwagę wszelkich anomalii językowych, które mogły się pojawić podczas tego procesu.

Buona lettura!

Włoskie Edycje Akademickie

Terapia postem

WIELKIE POPRAWY

Treść:

Spis treści

WPROWADZENIE

Celem postu leczniczego jest promocja i przywracanie zdrowia. Wiąże się to z postem doświadczalnym i fizjologicznym w tym sensie, że badania tych ostatnich dostarczają wiedzy i informacji, które umożliwiają poszczenie terapeutyczne.

Poszczenie terapeutyczne nie jest wynikiem żadnego szczególnego nowego odkrycia naukowego, ale jest wynikiem wielowiekowych eksperymentów, obserwacji i badań, które doprowadziły do jego obecnego rozwoju. Dziś jest to kulminacja wielu badań naukowych i odkryć, które osiągnęły punkt kulminacyjny w minionym stuleciu. Post w celach terapeutycznych jest więc ważny, choć w popularnym poczęciu, niemal nieznanym, etapem współczesnej nauki medycznej, i jako taki jest przedmiotem naszych obecnych badań i analiz. Pamiętajmy też, że post jest tylko jedną z części ogólnego programu wspierającego zdrowie, który nazywamy Naturalną Higieną. Zdrowie wynika ze zdrowego trybu życia. Bez względu na to, jak udany może być post, musi za nim iść konsekwentnie zdrowy styl życia. Wymagania zdrowotne muszą być nadal zapewnione, szczególnie w zakresie diety, środowiska, działalności i psychologii. Ludzie, którzy przystępują do postu w nadzorowanym otoczeniu, mają tendencję do osiągania zdrowia szybciej niż ci, którzy próbują zmieniać się bez postu. Intensywna edukacja zdrowotna oraz wsparcie emocjonalne, jakie otrzymują podczas pobytu, skutkuje zwiększonym przestrzeganiem zaleceń dietetycznych i stylistycznych.

Kiedy osoby starają się dokonać większych zmian w diecie bez korzyści z postu, często stają się sfrustrowane. Przejście do zdrowego wzorca odżywiania się może sprawić, że poczujesz się źle. Objawy takie jak zmęczenie, nudności, wymioty, biegunka, ból brzucha i wzdęcie, ból stawów, bóle głowy, wysypki skórne, rozdrażnienie, depresja, etc. to tylko kilka wspólnych problemów, które mogą powstać, gdy ciało próbuje wyeliminować toksyny, metaboliczne produkty uboczne, etc., i dostosować się fizjologicznie do diety promującej zdrowie. Trudno jest zmusić ludzi do długotrwałego praktykowania nowych, zdrowych nawyków życiowych, jeśli nie zaczną szybko doświadczać pewnych korzyści. Zmiany, które mogą trwać miesiącami (a nawet latami) przy ostrożnym jedzeniu, mogą wystąpić znacznie szybciej, jeżeli stosuje się odpowiednio nadzorowany post. Jest to ważna kwestia, ponieważ gdy ludzie zaczną zdawać sobie sprawę z tego, że posiada on potencjał, stają się prawdopodobnym kandydatem do zaangażowania się na całe życie w zdrowe życie.

Zmiany chemiczne i organiczne podczas postu

Wstrzymanie się od jedzenia może oznaczać brak jednego posiłku, lub może oznaczać pójście bez jedzenia aż do śmierci z głodu. Brak jednego posiłku nie powoduje żadnych organicznych ani chemicznych zmian w organizmie; w przypadku głodu dochodzi do wielu zmian. Trzeba wiedzieć, że różne zmiany zachodzą na różnych etapach okresu abstynencji i że zmiany na różnych etapach mają inny, wręcz odwrotny charakter. Na przykład u kobiet i zwierząt płci żeńskiej zanik gruczołów sutkowych obserwuje się podczas głodu, ale podczas postu następuje jedynie utrata tłuszczu. We wczesnych stadiach abstynencji u młodych królików doświadczalnych trzustka, podobnie jak inne organy wewnętrzne, jest generalnie bardziej odporna na utratę wagi. Ubytki w trzustce we wczesnych stadiach abstynencji są stosunkowo niewielkie, natomiast w stadiach zaawansowanych, czyli w okresie głodu, ubytki w trzustce (zanikanie) są skrajne, z reguły stosunkowo większe niż w całym organizmie. Wiele przykładów podobnych różnic zostanie podanych na wszystkich stronach tej książki. Istnieje naturalnie i koniecznie utrata wagi, gdy człowiek lub zwierzę przestaje jeść, a jeśli jedzenie jest powstrzymywane od wystarczająco długo, śmierć wynika ze zbyt dużej straty. Omawiając różnice między postem a głodem, wykorzystaliśmy trzy etapy okresu inicjacji Marguliesa - od pominięcia pierwszego posiłku do jego zakończenia w śmierci. Ogólnie rzecz biorąc, zarówno u ptaków, jak i u ssaków, utrata masy ciała jest największa w pierwszej trzeciej części okresu zapłodnienia, najmniej w drugiej trzeciej, a pośrednia w ostatniej trzeciej, chociaż to końcowe przyspieszenie utraty masy ciała jest zmienne lub nawet nie występuje. U wszystkich zwierząt, od robaków do człowieka, różne narządy i tkanki ciała bardzo różnią się od siebie znacznie stopniem utraty podczas postu i głodu. Ogólnie można powiedzieć, że większość tkanek miękkich ciała traci na wadze podczas postu, ale tracą na wadze w różnym tempie. Zamiast jednolitego marnotrawienia zasobów organizmu, utrzymywane są organy ważne biologicznie kosztem tych mniej ważnych.

Zmiany strukturalne podczas postu to w dużej mierze te, które wynikają z utraty wagi. W przypadku śmierci głodowej, utrata masy ciała może sięgać od pięćdziesięciu do sześćdziesięciu procent. Nie rejestruje się takich strat w krótkim czasie. Jak wcześniej zaznaczono, poszczególne narządy lub tkanki, wykazują nierównomierne wycieńczenie, jedne żyją kosztem innych. Interesujące będzie odnotowanie niektórych strat i zmian, które pojawiają się podczas postu. W przypadku śmierci głodowej niektórzy śledczy zaobserwowali następujące straty: Fat91% Spleen63% Muscle30%Blood17% Liver56%Nerwy ???? Fizjologia Yeo podaje szacunkowe straty, które pojawiają się przy śmierci głodowej jako -Fat 97%Spleen63% Mięśnie 30% Krew 17% Wątroba 56%Nerve Centers 000 Według Chossat, straty poniesione przez różne tkanki w głodu są następujące: Tłuszcz93%Nerwy2% Mięśnie43% Trzustka 64%

Liver52%Spleen70% Blood75% Chossat's tabela została wykonana z doświadczeń na zwierzętach i bardzo dobrze zgadza się z obserwacjami innych, z wyjątkiem utraty krwi. Inni dali na to mniej niż dwadzieścia procent. Międzynarodowa Encyklopedia, pod hasłem "Post", podaje tabelę przedstawiającą straty poniesione przez zwierzę w czasie postu przez trzynaście dni. Ta tabela podaje utratę krwi na ten czas jako 17%.
I strata dla mózgu i nerwów jak żadna. Zaobserwuje się, że podczas postu tkanki nie zawierają wszystkich odpadów w równym tempie; te, które nie są niezbędne, są wykorzystywane najszybciej, te najmniej niezbędne mniej szybko i te najbardziej niezbędne nie w ogóle na początku i tylko powoli w końcu. Natura zawsze preferuje najważniejsze organy. Tłuszcz znika najpierw, a następnie inne tkanki w odwrotnej kolejności ich przydatności. Tkanki istotne uzyskują swoje pożywienie z mniej istotnych, poprzez działanie enzymów, proces, który został nazwany autolizą. Z tych tabel widać, że mózg i układ nerwowy nadal nienaruszone (zachować ich integralność strukturalną i funkcjonalną), aż do ostatniego i zachować nieodłączną moc do utrzymania ich żywienia nieuszkodzone, choć każda inna tkanka zmarnował poza naprawą, i że krew nawet w najbardziej ekstremalnych przypadkach, nie wykazuje nadzwyczajnego wyczerpania. Takie fizjologiczne fakty wydają się twierdzić, że nerwy i dopływ krwi w całym organizmie są praktycznie normalne podczas postu, i że ciało ludzkie jest w rzeczywistości prawdziwej organizacji napastliwych elementów żywności zdominowany przez samonapędzającą się inteligencję, która jest w stanie zachować względną integralność strukturalną i fizjologiczną równowagę funkcjonalną, nawet gdy wszystkie pokarmy są wstrzymywane przez znaczne odstępy czasu. Tylko w bardzo szczególnym sensie ciało "zaczyna jeść samo", kiedy zaczyna się pościć. Nigdy nie konsumuje bezkrytycznie swoich tkanek, ale zgodnie z zasadą, że zawsze faworyzuje swoje najważniejsze organy, najpierw zużywa najmniej użyteczne tkanki. Selektywne działanie jest wykonywane od początku, a najbardziej sztywna gospodarka jest wykonywana w zawłaszczaniu swoich rezerw żywności w podtrzymaniu serca, płuc, mózgu, nerwów i innych narządów życiowych. Nawet mięśnie oddechowe są lepiej chronione niż pozostałe mięśnie szkieletu. Załączone dwa schematy, nr 1 i 2, są po Voit. Wykres 1 przedstawia procentowy udział w całkowitej utracie ciała poniesionej przez każdy narząd w czasie śmierci głodowej, natomiast wykres 2 przedstawia procentowy udział w utracie ciała w każdym z narządów w tych samych okolicznościach. Tabele te zawierają również proporcje, jakie strata u każdego z niedźwiedzi ma w stosunku do masy podobnego zwierzęcia zabitego w dobrym stanie.

Różnica między postem islamskim a głodem (post medyczny)

Definicja islamskiego postu religijnego: jest to powstrzymanie się od jedzenia, picia i współżycia seksualnego od świtu do zachodu słońca z zamiarem. Medyczna definicja postu (głodu) to częściowa lub całkowita abstynencja od wspólnego jedzenia i picia albo jedzenia tylko przez jakiś czas dłuższy lub krótszy (4). Otrzymał mieszanie i jednoznaczne połączenie postu z islamską religijnością i głodem, co sprawia, że odbiorcy nowoczesnej nauki, a zwłaszcza lekarze, nie rozróżniają ich, a poszcząc muzułmańskim poszczeniem popełniają błędy głodowe Lekarstwo powstrzymuje głód człowieka tylko bez wody przez dłuższy lub krótszy okres czasu, a chodzi o to, że zdolność energii zmagazynowanej w zaopatrzeniu organizmu w ludzkie życie i okres ruchu wynosi od jednego miesiąca do trzech miesięcy.

Korzyści z głodu (poszczenie medyczne): Zarejestrowałem korzystny wpływ głodu (postu lekarskiego) na podstawowe funkcje ciała, co przyniosło korzyści lekarzom, budując morze dla jej klinik medycznych, które zajmują się zaburzeniami ciała i niektórymi chorobami przewlekłego postu, inne można podsumować w następujących punktach: 1 - Należy zapewnić komfort i funkcjonalność (fizjologiczną) wszystkim członkom ciała. 2 - Wyrzucać toksyny i odpady z organizmu. 3 - Renowacja komórek tkankowych. Mówi, że światowym specjalistą jest Upton Sinclair: Największą rzeczą, która daje mu post jest nowy poziom zdrowia; ponieważ członkostwo jest odnowiona całość poprawia jego funkcje liczne i aktywne i daje ciału najlepszą szansę na pozbycie się toksyn i odpadów nagromadzonych między wbudowanym w serce jego tkaniny i Organic. Zwróciłem uwagę na eksperymenty Dr. (Carlson, Conde) w Katedrze Fizjologii na Uniwersytecie w Chicago, że na czczo przez tydzień wystarczy do odnowienia tymczasowej tkanki w organizmie człowieka w wieku czterdziestu lat, aby przywrócić te tkanki do stanu funkcjonalnego (fizjologicznego) są podobne do tego, co są w wieku siedmiu dziesięciu lat Rzeczywiście, eksperymenty przeprowadzone na ludziach zostały przeprowadzone na psach w laboratorium na Uniwersytecie w Chicago Bio i opublikowane ich wyniki w Journal of Metabolic Research wykazały, że zwykle przez 30-40 dni daje wzrost ilości metabolicznych 5-6%, a jeśli wiemy, że niedobór w stopniu przemiany materii jest przejawem starzenia się wiemy, jak ten post zwiększa tempo przemiany materii w organizmie i umieścić nagromadzone toksyny i wchłonąć martwe tkanki słabej tkanki i zastąpić go nowym młodym, jak to przynosi mu tak młody i żywotny post jest dobry dla własnego dobra, a do osiągnięcia korzyści dla wierzącego i duchowej przyjemności i szczęścia w tym świecie i w zaświatach, co oznacza, że jeśli znasz jakiekolwiek cnoty postu i jego korzyści. Korzyści te i korzyści zrealizował każdy podatnik zdrowy mieszkaniec, który pości bez dyskomfortu nadmiarem ludzi z licencją, którzy mogą zjeść moje śniadanie na posiłek i suhoor jak zdrowy, a nie ma badań naukowych - o ile mi wiadomo - na temat postu zdrowego, w normalnych okolicznościach jednak i powiedział jedną z dwóch rzeczy: albo brak wpływu postu na fizjologię i skład ciała w jakiejkolwiek ilości jest niebezpieczny dla ciała, albo wyrządza szkodę w osiągnięciu większości chorób. Albo wykazuje wyraźne zainteresowanie niektórymi z tych prac, albo poprawia niektóre składniki ciała i fizjologię w procesie starzenia się, w czasie ciąży, karmienia piersią albo podczas podróży, a nawet badania wykazały, że post pomaga w leczeniu niektórych chorób. I w ten sposób pozostać w postu dobro większości pacjentów, podróżników i pobożności postu, i osiągnąć je z korzyści i korzyści trochę za dużo, co nie uczy. Post dla pacjentów i podróżników oraz pobożności jest pierwszym i najbardziej pożytecznym, chyba że osłabia trudności w samonaprawieniu, uderza w nią lub zaraża ciało badacza: W pierwszym, licencja, a w drugim powinno być śniadanie i powiedział niektóre osoby w tej interpretacji i publiczności uczonych. Wykazał się tymi korzyściami i załatwił to, czego był świadkiem w naszych czasach.

Wpływ postu na gastroenterologię

Relacja na czczo jest bardzo zbliżona do układu trawiennego, Ramadan praktycznie nie oznacza nic innego, jak wstrzymanie się od jedzenia i picia jakiegokolwiek pominięcia układu trawiennego z wykonywaniem swojej misji lub pracy od wschodu do zachodu słońca, a więc stanowi post resztę tego urządzenia przez ponad 12 godzin, podczas których mogą oni odebrać mu oddech i przywrócić wiele uszkodzeń w ciągu całego miesiąca. Jest to urządzenie, które odbiera pokarm i trawienie i obraca i jest procesem wchłaniania elementów użytecznych i potrzebne mu, jest odpowiedzialny, a następnie uczucie sytości, głodu i apetytu, i pełności, ale ta maszyna psychika własna odzwierciedla się w różnych wybuchu pobudzenia i obrzęk, kolka i niestrawność ... itp, który jest również punktem wyjścia również dla wielu naszych chorób, zgodnie ze słowami Proroka (r) "Domowa choroba żołądka" Podczas Ramadanu pokazać wiele problemów trawiennych, Duża liczba pacjentów zdezorientowany w rabat w przypadku postu lub ich śniadanie, gdzie ostrożny wielu powikłań, które mogą nieuchronnie różnić się w zależności od choroby, więc wykorzystał lekarzy zbadać przypadki pacjentów jeden po drugim, aby podjąć właściwą decyzję. Poszczenie jest korzystne dla układu trawiennego Ale konsensus lekarzy, wszystko, co jest w szybkim maksymalna korzyść dla układu trawiennego, ale nie pływają na powierzchni i nie dotykają go wiele poszczących nieznających modlitwy z powodu odchylenia od celów prawdziwego zdrowia Ramadanu, a także z powodu złych nawyków żywieniowych i przejadania się, który przyjmuje to niektóre Ramadan do innego.

Wrzód żołądka: Średnia erozja miejscowa w błonie śluzowej okładziny ściany żołądka lub dwunastnicy, jak gdyby istniały wydzieliny żołądka zawierające silny kwas i enzymy trawienne, ale istnieją skuteczne mechanizmy ochrony ściany żołądka i jelit: Więc wrzód układu pokarmowego jest nie tylko odbiciem nieskutecznych mechanizmów ochrony po lub nadczynność tarczycy wydzielanie wyżej wymienionych artykułów, a wszystko to dzieje się w następujących przypadkach: Infekcja jest zakażona bakterią Helicobacter pylori lub przez osłabienie błony śluzowej układu pokarmowego. Nadmierne obchodzenie się z niektórymi materiałami i lekami, które powodują erozję błony śluzowej układu pokarmowego jako pochodne aspiryny i kortykosteroidów przeciwzapalnych oraz materiałów, oprócz niektórych czynników, takich jak palenie tytoniu i alkoholizm.

Objawy wrzodu trawiennego cierpiącego na silny ból w górnej części brzucha trwają kilka dni lub tygodni przygasają przy jedzeniu lub przyjmowaniu antybiotyków na kwaśność i pojawiają się zawsze, gdy ludzkie włosy są głodne, i oczywiście istnieje kilka powikłań tych wrzodów są podsumowane w utracie wagi, niedokrwistość i zakłócenia w funkcji przewodu pokarmowego, jak również w możliwości przekształcenia wrzodów żołądka do raka.
Jest to oprócz powikłań nagłego wypadku, który jest wystąpienie ciężkiego krwawienia lub erozji pełne i być otwór lub szczelina perforacji w ścianie żołądka lub jelit, więc strach pacjentów z wrzodami układu pokarmowego Ramadan szybko tylko odzwierciedla podejrzenie tych poważnych powikłań, jeśli to się stało. To postawiło lekarzy zasady i warunki dla poszczącego pacjenta z wrzodami układu trawiennego, gdzie zalecają śniadanie, kiedy pacjent skarży się na ostry wrzód z objawami bólu, kiedy jest głodny, jak również w przypadku poważnego niepowodzenia, kiedy cierpi na przewlekłe wrzody, lub uporczywe objawy wrzodów układu trawiennego z pacjentami, którzy regularnie podejmują leczenie, i oczywiście śniadanie jest konieczne w przypadku powikłań wrzodów żołądka lub w przypadku udowodnienia badania endoskopowego nie gojących się wrzodów, pomimo następującego po nim leczenia, przy czym post jest obowiązkowy u pacjentów, którzy wyzdrowieli z wrzodów układu pokarmowego i wykazali, że mają badaną endoskopową bliznę wrzodową.

Niestrawność: Jest to bardzo luźny opis stwierdzający niewygodną sytuację dla układu trawiennego i sprawy niektóre objawy, które pojawiają się po spożyciu posiłku, takie jak mdłości i gazy brzuszne oraz wzdęcia i skurcze brzucha. Wszystkie te objawy byłyby kandydatem do zniknięcia podczas Ramadanu, gdyby

osoba zobowiązała się, że system będzie jadł dobrze wyważony i umiarkowany. W przeciwnym razie przejadanie się doprowadzi do nasilenia tych objawów, które w żaden sposób nie mogą być wołaniem o jedzenie.

Biegunka: I prowadzi do utraty dużej ilości wody i soli. Dlatego też wymaga on śniadania, zwłaszcza jeśli towarzyszy mu gorączka i ciężki okres w fazie krytycznej.

Refluks do przełyku (przepuklina żołądkowa): Oznacza to, że niektóre z choroby i wydzieliny trawienne, które mają charakter kwasu w żołądku do trawienia żywności idą w górę z żołądka do przełyku, który jest kanał, który łączy usta i żołądek Eophagi. Jeśli błona śluzowa błony śluzowej żołądka lub błona ochronna nie ma wpływu na to, gdzie znajdują się te soki, w przełyku brakuje takiej wyściółki.
Dlatego wydzieliny te płynące w kierunku górnej przyczyny uczucia pieczenia. Odczucie to jest spowodowane zgorzeliną i refluksem, w szczególności obecnością przepukliny żołądkowej, a to zdarza się szczególnie u osób cierpiących na otyłość i otyłość, zwłaszcza wśród kobiet w wieku około trzydziestu lat. W tym konkretnym przypadku, pacjent nie ma żadnych objawów, ale może cierpieć na zgagę i kwaśność, zwłaszcza gdy żołądek jest wypełniony jedzeniem lub robi zbyt wiele poprzez pochylanie się do przodu lub leżenie na łóżku były częścią zawartości żołądka z powrotem. Lekarze zalecają tej grupie pacjentów spożywanie małych posiłków na śniadanie, dbając o regularne przyjmowanie leków i trzymanie się z dala od tłustych diet i rzucanie palenia,

kawy i zwalczanie otyłości w szczególności. Jak

Pacjentom tym zaleca się pozostawienie ich na okres do 4 godzin między posiłkiem a snem. Ale w przypadku, gdy pacjent czuł się niekomfortowo, czy też tworzył dla niego obciążenie Ramadanem lub pogarszał objawy śniadania, może zapobiec powikłaniom. Operacje rozcinają żołądek: Są to pacjenci, którzy już wcześniej interesowali się układem trawiennym, na przykład wrzód żołądka został wycięty lub usunięto mu część żołądka. Pacjenci ci z powodu braku pozostałej części żołądka mogą być zmuszeni do spożywania małych posiłków i częstego jedzenia. Dlatego w większości przypadków nie mogą one iść szybko.

5 - Syndrom jelita drażliwego: Mamy na myśli grupę objawów, które obejmują skurcze brzucha, wzdęcia, biegunkę, zaparcia, bardzo powszechną chorobę, która dotyka 30% osób. Lekarze zdiagnozowali chorobę po dokładnym wywiadzie i pytają o jakość bodźców pokarmowych i psychologiczny potencjał podrażnienia okrężnicy, a we wszystkich przypadkach pozostają badania krwi i badanie naturalnym teleskopem.

Uwaga na odżywianie jest pierwszym krokiem w leczeniu, jeśli pacjent zauważył, że niektóre pokarmy lub płyny wywołują objawy, których uniknął. Lekarz dodaje leki, które często płacą za objawy choroby u pacjenta. Działając IBS pacjentów inaczej podczas Ramadanu, a jeśli pacjent był świadomy swojego świata w szczegółach często podejmują niezbędne środki ostrożności podczas jedzenia w Ramadanie ocenia ten miesiąc w dobrym zdrowiu, ale może poprawić objawy, zwłaszcza że Ramadan jest powszechnie atmosfera spokoju w duszy i uspokaja nerwy i popycha napięcie. Jeśli choroba pacjenta i nie wiedząc o jej przyczynach i odszedł w tym miesiącu w przejadaniu się i brak wyboru żywności. Oczekuje się, że pogorszy to objawy i odczuje więcej bez odrobiny zmęczenia i dyskomfortu. Ogólnie rzecz biorąc, każdy pacjent lista żywności zakazane przez aż do siebie przez doświadczenie, ale z tak lekarze doradzał wszystkim pacjentom IBS trzymać z dala od kofeiny i gazów roślinnych produkujących jak fasola, kapusta, produkty mleczne i tłuste jedzenie i napoje bezalkoholowe ... itp.

6 - Kamienie żółciowe W większości przypadków, kamienie żółciowe nie Couse pojawienie się jakichkolwiek objawów, ale z tym zawsze wiąże się z potencjalnie niebezpieczne. W pęcherzyku żółciowym przechowywany jest sok żółciowy, który jest jedną z wydzielin wątroby ułatwiających proces trawienia tłuszczów; jest to

zawiera rozsądne ilości kwasów żółciowych i cholesterolu, ale wzrasta, gdy stężenie cholesterolu składa się z żwiru. Powoduje kamienie żółciowe w częstości występowania nagłego ostrego bólu i przez kilka godzin zazwyczaj zaczyna się po jedzeniu i rozpocząć ten ból z jednej strony i owinąć wątrobę do pleców, a czasami towarzyszyły mu mdłości i gorączka.

7 - Choroby wątroby Dla chorób wątroby zalecane jest śniadanie lekarskie w wielu przypadkach, które mają wpływ na ogólny stan zdrowia organizmu, szczególnie w zaawansowanych chorobach, takich jak marskość wątroby i nowotwory wątroby w częstości występowania ostrych wirusowych zapaleń wątroby. Przypadki puchnięcia w brzuchu.

Konieczne jest podjęcie odpowiednich środków: W tym ostatnim należy zauważyć, że poszczenie jest zawsze resztą żołądka kurczy się w ciągu dnia w dniach postu po jedzeniu z powodu

rozciągnięty przez cały rok, pomagając leczyć małe rany. Ale nasze jedzenie podczas Ramadanu powinny pozostać, jak to zawsze było zrównoważone i bogate jedzenie powolne trawienie, gdzie trzeba unikać tłustych pokarmów lub bogate w cukier i nie pić zbyt dużo kawy, herbaty, i szkolenia, aby rzucić palenie ... itp. Następnie sprawdza Grobowiec Dr. Sheltona pionierskie leczenie poszczeniem "Dolegliwości żołądkowe lub osłabienie korzystają z wytchnienia oferowanego przez jej post Poprawiono poziom funkcjonowania i zwiększono aktywność i powrót po poszczeniu do bardziej energicznej pracy", jak zaznaczył Dr. Dewey "Poszczenie jest uważane za szpital wypoczynkowy. Wygody nie leczą złamanej kości lub rany, ale stwarzają wszystkie niezbędne warunki do uzdrowienia". To jest dokładnie to, co jest korzystne dla żołądka, a także dla układu pokarmowego podczas Ramadanu.

Pacjenci na czczo i chorzy na cukrzycę

Badania medyczne wykazały, że współczesny post nie stanowi zagrożenia dla większości osób z cukrzycą, jeżeli nie dla wielu z nich.

W badaniach prowadzonych przez dr Riada Soleimani i jego kolegów z Wydziału Medycyny Uniwersytetu King Khalid (1990), o wpływie postu ramadanowskiego na kontrolę cukrzycy, gdy 47 pacjentów z typem II 2, oraz gdy grupa osób, które nie cierpią na tę chorobę, została zidentyfikowana jako białka masy ciała, cukrzyca, cukrzyca hemoglobina, przed Ramadanem, a zaraz potem, gdy każda z tych dwóch grup. Zmierzono glikoproteinę (Glycosylated Protein), gdy u 9 pacjentów z cukrzycą stwierdzono, że u tych pacjentów nie nastąpiła zmiana wagi, tak jak przed Ramadanem (75,2 12,8) vs (75,1 12,4) kg po nim, ponieważ nie nastąpiła zmiana w cukrzycy hemoglobiny, (Glycosylated Hemoglobin), tak jak przed Ramadanem (10,9 3,1) vs (10,5 2,8) mg/ml po 100, nie nastąpiła zmiana w zakresie glikoproteiny (Glycosylated Protein), gdzie był (1,19 +0,35) vs (1017 0,39), mg / 100, po zakończeniu postu Ramadan. W grupie, której członkowie nie chorują na cukrzycę; zaobserwowano znaczne zmniejszenie masy ciała podczas postu (74,2 10,4) kg, w porównaniu z (72,5 +10,2) kg. Nie nastąpiła jednak znacząca zmiana w cukrzycy hemoglobinowej (hemoglobina glikosylowana).

Naukowcy doszli do wniosku, że miesiąc postu Ramadanu nie powoduje znaczącej utraty masy ciała i nie wpływa na zwalczanie cukrzycy w chorobie typu II (d). Ponadto, dr (Olufonsho) i jego współpracownicy z Wydziału Medycyny Szpitala Uniwersyteckiego Króla Khalida w Rijadzie (1990) rozesłali kwestionariusz na 203 pacjentów chorych na cukrzycę (89 mężczyzn i 114 kobiet), aby ocenić ich postrzeganie, postawy i praktyki w miesiącu Ramadan. On ma więcej z nich (89%), poszcząc Ramadan, i miał najniższy odsetek Syjamu (72%), gdy ci, którzy są w wieku poniżej dwudziestu lat, przyznał tylko 12%, że biorą większy stopień jedzenia podczas Ramadanu, a wspomnieć większą liczbę, z których 27% powiedział, że spożywają największe słodycze, powiedział więcej niż jedna trzecia (37%), że ich aktywność ciała najmniej w Ramadanie, a słabość tej aktywności było bardziej powszechne w tych, którzy nie pościli Ramadan (61%) niż wśród tych, którzy pościli go (35%), i wyraził dużą liczbę (59%) powiedział, że czuli poprawę zdrowia w ciągu miesiąca Ramadan, nie wahał się do szpitali w nagłych wypadkach, tylko (5).6%) z nich, nie przekraczając przy tym odsetka hospitalizowanych z powodu cukrzycy (5%) Dla tych, którzy nie pościli, był to wynik mniej pozytywny, wyrażony jako (10%) tylko dla poprawy stanu zdrowia, ze zwiększoną liczbą pilnych rewizji w szpitalu (15%), oraz zawijaniem przypadków przyjęcia do szpitala (15%).

Wśród pacjentów (75%) powszechne było przekonanie, że miesiąc Ramadanu prowadzi do poprawy zdrowia, a to było silne poczucie wśród pacjentów, którzy pościli w tym miesiącu (80%) w porównaniu z tymi, którzy go nie pościli (26%). Badanie wykazało, że większość chorych na cukrzycę, preferujących miesiąc Ramadan na czczo, uważa, że miał on pozytywny wpływ na ich chorobę. Udowodnił Barber (Barber SG) i jego koledzy z 1979 roku w Birmingham, że jest trochę zmiana w kontroli cukrzycy podczas poszczenia muzułmanów, i że liczba pacjentów do kliniki cukier spadła, i nie ma wzrostu wskaźnika zatrzymania pacjentów chorych na cukrzycę wysoki i niekontrolowane, w szpitalu w ciągu miesiąca Ramadan. Jukir i jego współpracownicy w 1987 r. do badania włączone 52 pacjentów chorych na cukrzycę 0,20 z nich jest uzależnionych od insuliny terapii, a 32 z nich nie są zależne od insuliny, stwierdzono, że 15 pacjentów, którzy nie są zależne od insuliny, mniej masy ciała i obniżony poziom cukru (poziom glukozy) mają po poszczeniu, przed nim do postu. Jak powiedziałem dawka insuliny o 10% od zwykle, gdy grupa, która opiera się na terapii insulinowej, powiedzieć, że waga siedmiu z nich, podczas gdy stawka cukru, gdy reszta grupy, więc doradzał badaczy ze szczególną troską o tych pacjentów, jeśli chcieli pościć wszystkie dni miesiąca Ramadan, nie ma nic złego je potem. Jak wykazały niektóre niedawne badania, u pacjentów z cukrzycą, którzy pościli podczas Ramadanu, nie ma żadnych zmian patologicznych ani żadnych powikłań klinicznych w następujących składnikach: - Glukoza we krwi - hemoglobina - insulina - cholesterol - i trójglicerydy oraz masa ciała. Biorąc pod uwagę potrzebę opieki nad pacjentami, należy dostosować ich dawki leków i ćwiczyć ich codzienną aktywność i w ich diecie, zwłaszcza pacjentów, którzy biorą insulinę. Cukrzyca, której nie zaleca się poszczenia, została zidentyfikowana w kompleksowym badaniu oceniającym przeprowadzonym przez dr.
Soleimani i koledzy o cukrzycy i poszczeniu Ramadan w roku 1988 i są w następujący sposób:

1 - pacjenci, którzy są przy zwiększonej ilości ciał ketonowych we krwi

2 - Pacjenci, którzy cierpią na dużą huśtawkę i szybkość zmian w poziomie glukozy.

3 - w ciąży.

4 - Dzieci z cukrzycą.

5 - osoby z cukrzycą, które cierpią na poważne komplikacje medyczne, takie jak niewydolność nerek lub dusznicę bolesną.

6 - cukrzyków, którzy cierpią na poważne choroby, takie jak poważne zatrucie krwią, (Sever sepsa), lub zastoinowa niewydolność serca (Congestive Heart Failure) I pozwala na czczo dla reszty pacjentów i pacjentów, którzy przyjmują porady medyczne i zachęca do poszczenia dla otyłych pacjentów drugiego typu, którzy nie polegają na insulinie, z wyjątkiem kobiet w ciąży i matek karmiących, które mają stały poziom cukru z przyrostem wagi powyżej 20% wagi idealnej.

Wpływ postu na zdrowie serca

Mięsień sercowy nie zmniejsza się znacznie, czerpiąc swoje utrzymanie z mniej istotnych tkanek. Jego tempo pulsacji jest bardzo zróżnicowane, rośnie i spada w zależności od potrzeb systemu. Badając częstość oddychania, Benedykt zauważył różne drobne wahania i stwierdził, że "przynajmniej przez pierwsze dwa dni postu tętno jest znacznie bardziej podatne na wahania niż częstość oddychania". Ten post jest korzystny dla serca na pewno z wyników uzyskanych w funkcjonalnej, a nawet organicznej "chorobie" serca podczas postu. Wynika to z trzech głównych przyczyn - mianowicie: (1) usuwa ono stałe pobudzenie serca; (2) zdejmuje ciężkie obciążenie z serca i pozwala mu odpocząć; (3) oczyszcza krew i w ten sposób odżywia serce lepszym pokarmem. Serce, które pulsuje z prędkością 80 razy na minutę, pulsuje 115.200 razy w ciągu 24 godzin. Wkrótce po rozpoczęciu postu obniża się tętno i chociaż może ono chwilowo spaść znacznie poniżej 60 uderzeń na minutę, to ostatecznie osiada na poziomie 60 uderzeń na minutę i pozostaje tam przez czas trwania postu. Jest to 86 400 pulsacji w ciągu dwudziestu czterech godzin lub 28 800 mniej pulsacji każdego dnia niż przed postem. Stanowi to spadek o dwadzieścia pięć procent pracy serca. Oszczędności w pracy widoczne są nie tylko w zmniejszeniu liczby pulsacji, ale także wigoru lub siły pulsacji. Wszystko to składa się na prawdziwe wakacje - odpoczynek - dla serca. Podczas tego odpoczynku serce naprawia swoje uszkodzone struktury i uzupełnia swoje tkanki. Jak pokazano gdzie indziej, mięsień sercowy traci tylko trzy procent do czasu, gdy śmierć głodowa nastąpi. Podobnie jak w przypadku innych niezbędnych tkanek, utrata tego niewielkiego procentu następuje po wyczerpaniu zapasów pokarmowych organizmu - czyli w okresie głodu. Ta zdolność ciała do odżywiania serca podczas długotrwałego postu jest pewną gwarancją na to, że serce nie ulegnie uszkodzeniu w wyniku postu.

Wpływ postu na ciśnienie krwi

Nadciśnienie tętnicze jest zaburzeniem charakteryzującym się chronicznie wysokim ciśnieniem krwi. Musi on być monitorowany, leczony i kontrolowany za pomocą leków, zmian stylu życia lub kombinacji obu tych metod. Poszczenie jest bez wątpienia najszybszą i najskuteczniejszą metodą leczenia nadciśnienia. Istotnie, setki kolejnych pacjentów było leczonych z tego powodu bez żadnej całkowitej niepowodzenia. Nawet pacjenci, którzy nie zareagowali na wszystkie zwyczajowe sposoby leczenia nadciśnienia, reagują na post. Shelton zgłosił jeden przypadek, w którym w ciągu trzech tygodni postu ciśnienie skurczowe wynoszące 295 zostało obniżone do 115. A lekarstwa w tych przypadkach są zazwyczaj trwałe. Jeżeli podczas postu ciśnienie krwi spadnie poniżej normy, to później wzrośnie do normy, ale rzeczywiste nadciśnienie nie będzie się rozwijać tak długo, jak długo po postu będą utrzymywane dobre nawyki żywieniowe.

Choroby serca były leczone przez poszczenie w bardzo dużej liczbie przypadków. Na szczęście najczęstsze przyczyny problemów z sercem - zwężenie tętnicy wieńcowej i powstanie w niej zakrzepu - są zwykle korygowane przez poszczenie. Z reguły skrzeplina i nadmiar materiału tłuszczowego pokrywającego ściany tętnicy są wchłaniane przez autolizę podczas postu. Inne choroby serca, takie jak ostre zapalenie mięśnia sercowego, tłuste przerosty serca, zapalenie wsierdzia i zwykłe zapalenie osierdzia, również bardzo korzystnie reagują na post. Dwa rzadziej występujące stany chorobowe serca - osierdzie krwotocznym i zwapniałe osierdzie, można z reguły usunąć tylko częściowo, gdy możliwa jest jakakolwiek forma pomocy.

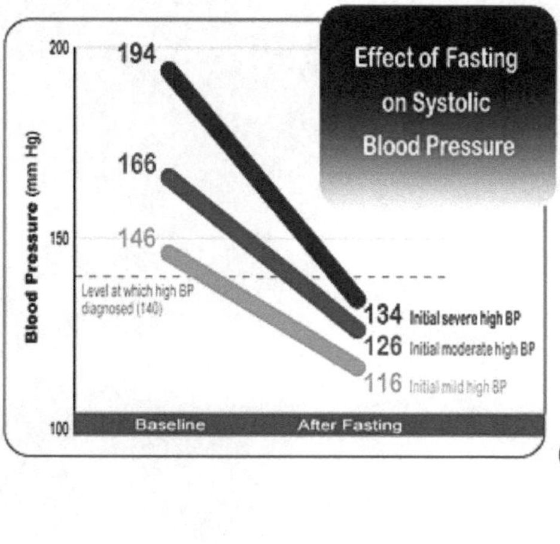

(naturopathydigest.com)

Wpływ postu na krzepnięcie krwi: Poza skutecznym obniżeniem ciśnienia krwi, post usuwa i zmiękcza płytkę cholesterolową, pokrywającą naczynia krwionośne. . . Chirurgia, aterektomia i angioplastyka, inwazyjne podejście do choroby wieńcowej, zawsze pozostanie nieskuteczne przy znacznym wydłużeniu życia. Wynika to z faktu, że procedury te odnoszą się tylko do blokad zlokalizowanych. Ten niewielki obszar chorego naczynia krwionośnego, choć może być źródłem bólu w klatce piersiowej, nie musi być obszarem, który powoduje śmierć w przypadku śmiertelnego zawału serca. Skupienie się na zlokalizowanym obszarze zwężenia tętnicy wieńcowej w ciele pełnym naczyń z rozproszoną płytką miażdżycową jest jak próba uratowania pacjenta z zaawansowanym rakiem przerzutowym poprzez usunięcie jednej, dostępnej chirurgicznie masy. "Poszczenie przerzedza krew i zapobiega powstawaniu zakrzepów lub skrzepów krwi. Płytki krwi nie krzepną tak łatwo podczas postu, a zdolność krwinek czerwonych do zbrylania się jest zmniejszona. Dlatego post szybko zmniejsza ryzyko zawału serca.

Wpływ postu na krzepnięcie krwi

Poza skutecznym obniżeniem ciśnienia krwi, post usuwa i zmiękcza płytkę cholesterolową, pokrywającą naczynia krwionośne. . . Chirurgia, aterektomia i angioplastyka, inwazyjne podejście do choroby wieńcowej, zawsze pozostanie nieskuteczne przy znacznym wydłużeniu życia. Wynika to z faktu, że procedury te odnoszą się tylko do blokad zlokalizowanych. Ten niewielki obszar chorego naczynia krwionośnego, choć może być źródłem bólu w klatce piersiowej, nie musi być obszarem, który powoduje śmierć w przypadku śmiertelnego zawału serca. Skupienie się na zlokalizowanym obszarze zwężenia tętnicy wieńcowej w ciele pełnym naczyń z rozproszoną płytką miażdżycową jest jak próba uratowania pacjenta z zaawansowanym rakiem przerzutowym poprzez usunięcie jednej, dostępnej chirurgicznie masy. "Poszczenie przerzedza krew i zapobiega powstawaniu zakrzepów lub skrzepów krwi. Płytki krwi nie krzepną tak łatwo podczas postu, a zdolność krwinek czerwonych do zbrylania się jest zmniejszona. Dlatego post szybko zmniejsza ryzyko zawału serca. "Potencjał postu całkowitego (tylko woda) do wywołania zmian biochemicznych w organizmie, które zapobiegają powstawaniu zakrzepu, został dobrze udokumentowany. (Muliar LA, Mishchenko VP, Loban GA, Goncharenko LL, Bobyrev VN. Wpływ całkowitego postu na koagulacyjne i antyoksydacyjne właściwości krwi. Voprosy Pitaniya 1984;4:20-23). W jednym z takich badań postu podjęło się 22 zwykłych wolontariuszy. Dokładnie przeanalizowano zdolność ich krwi do krzepnięcia i tworzenia skrzepu w warunkach postu. Stwierdzono, że post prowadzi do zmniejszenia krzepliwości osocza krwi i krwinek czerwonych, pogorszenia agregacji płytek krwi, wzrostu zawartości utlenionej hemoglobiny oraz wzrostu odporności krwinek czerwonych na hemolizę nadtlenkową. Krótko mówiąc, post zmniejsza ryzyko krzepnięcia wewnątrznaczyniowego i powstawania zakrzepów. "Inne badania wykazały, że po 36 godzinach postu następuje znaczny wzrost aktywności fibrynolitycznej krwi. Fibrynoliza to rozpad zakrzepów. Aktywność ta jest kontynuowana przez 24 godziny po zakończeniu postu (Miettinen M. Wpływ postu na fibrynolizę i krzepnięcie krwi. Amer J Cardiol 1962;10:532-534. Menon IS. Poszczenie i nieprzymocowanie aktywności fibrynolitycznej. Lab Prac 1967;16:469-470." uważano, że utrata płynów ustrojowych, niskie tętno i zwiększony stres podczas postu, mają negatywny wpływ na kontrolę zapobiegają zakrzepom krwi, jednej z najbardziej niebezpiecznych chorób, udowodniono, że poszczenie Muzułmanin nie wpływa na to, że u pacjentów przyjmujących określone dawki leczenia. Prowadzony przez dr Jalala Saaoura profesor medycyny wewnętrznej w Szpitalu Specjalistycznym Króla Faisala (1990), w poszukiwaniu wpływu postu na pacjentów z sercem, którzy podejmują leczenie antyretrowirusowe zakrzepów krwi, napisał streszczenie swoich badań, powiedział dr: Akceptacja zdecydowanej większości muzułmanów na miesiąc Ramadan postu każdego roku, a w konsekwencji wystąpienia poważnych zmian w aktywności fizycznej i wzorców snu, jak również zmiany czasu do jedzenia i picia, i rodzaj, i ilość, a zatem możliwe jest, aby wpływać na post negatywny wpływ na kontrolę, aby zapobiec krzepnięciu podczas względnej utraty ciała

płyny, niski rzut serca, zwiększony stres i lepkość krwi, a także zmiany, które mają miejsce w procesie wchłaniania i metabolizmu leków. W latach 1981-1985 przebadano łącznie 289 pacjentów w klinice w celu zapobiegania krzepnięciu krwi Szpitalu Specjalistycznego Króla Faisala, przyjmując 247 pacjentów, z których leczenie antyretrowirusowe skrzepu krwi, ze względu na stan posiadanego przez nich serca, oraz 42 ze względu na skrzep głęboko w żyłach, z zatorem płucnym lub bez niego. W okresie leczenia (4 lata), pościł 106 z tych pacjentów, łącznie 309 miesięcy Ramadan, nie pościł 183 z nich, łącznie 594 miesiące. Zaobserwowano, że częstość występowania powikłań zakrzepowo-zatorowych i krwawień była podobna w obu grupach, a średnia dawka warfaryny 4 musiała przynieść najlepszy efekt w celu zapobieżenia krzepnięciu w obu grupach w miesiącu Ramadan identyczne: 5. 6 +1,2 7,6 mg vs 2,2 mg.

Od 1986 roku doradzamy naszym pacjentom, którzy podejmują leczenie przeciw zakrzepicy jamy ustnej, że nie ma szkody od ich szybkiego miesiąca Ramadanu i ma w tym okresie 277 pacjentów ma zastawki, alternatywny post w sumie 1054 miesięcy, a na żadnym z nich nie pojawiły się w tym okresie powikłania obturacyjnego zakrzepowo-zatorowego. Ewentualne konsekwencje długiego, przerywanego postu w czasie Ramadanu (miesięczne spożycie pokarmu i wody ograniczone do ośmiu godzin, praktyka stosowana przez większość muzułmanów na całym świecie) na niektóre składniki biochemiczne lub zmienne krzepnięcia nie zostały obszernie udokumentowane. Pacjenci i metody: W miesiącu Ramadanu i dwa miesiące później monitorowano stężenie różnych lipoprotein osocza, lipoprotein (a) [Lp (a)], apoprotein A1 i B, fibrynogenu, aktywności czynnika VII oraz wybranych czynników hematologicznych u 50 zdrowych osób, które były pracownikami instytutów związanych z Uniwersytetem Medycznym w Isfahanie i miały od 30 do 45 lat. Zbadano również wpływ postu w Ramadanie na zależność między zmiennymi biochemicznymi a koagulacyjnymi. Wyniki: Wartości stosunku apoproteiny B, Lp(a) i cholesterolu lipoprotein o małej gęstości (LDL-C)/cholesterolu lipoprotein o dużej gęstości (HDL-C) uległy znacznemu obniżeniu w czasie trwania Ramadanu ($P<0,05$), natomiast cholesterol całkowity (Tot-C), trójglicerydy (TG), LDL-C, HDL-C i glukoza we krwi na czczo nie uległy w tym miesiącu zmianie. Wśród czynników koagulacyjnych i hematologicznych poziom fibrynogenu i aktywność czynnika VII uległy znacznemu obniżeniu w ciągu miesiąca ($P<0,05$). Wyniki wskazywały również na istotny pozytywny związek między poziomem fibrynogenu a Lp(a), aktywnością czynnika VII oraz Tot-C, LDL-C, TG i Apo B podczas Ramadanu. Wniosek: Nasze wyniki przyczyniają się do lepszego zrozumienia wcześniejszych doniesień, ponieważ zmiany metaboliczne i krzepnięcia, które są uważane za czynniki ryzyka miażdżycy, są równoważone podczas Ramadanu. Ann Saudi Med 2000;20(5-6):377-381. Słowa kluczowe: Ramadan, post, lipidy we krwi, fibrynogen, czynnik VII.

Podczas świętego miesiąca Ramadanu (dziewiątego księżycowego miesiąca muzułmańskiego roku) wszyscy dorośli muzułmanie mają obowiązek powstrzymać się od jedzenia, picia i palenia każdego dnia od świtu do zachodu słońca. Zazwyczaj jakość żywności i wzorce żywieniowe zmieniają się na spożycie większej ilości węglowodanów i słodyczy, głównie w postaci dwóch dużych posiłków o świcie i zachodzie słońca. W kilku badaniach odnotowano fizjologiczne działanie Ramadanu, zwłaszcza w zakresie zmian ciśnienia krwi, lipidów, apoprotein, cukru we krwi na czczo (FBS), hormonów i innych parametrów biochemicznych1-8 Inne doniesienia dotyczą

Podjęto próbę zbadania wpływu postu w tym miesiącu na wartości niektórych czynników hemostatycznych, fibrynolitycznych, agregacji płytek krwi i krzepnięcia,9-10 Jednakże w miesiącu Ramadanu nie zbadano jeszcze związku między czynnikami biochemicznymi, takimi jak apoproteiny, lipoproteina (a) [Lp(a)] i czynnikami krzepnięcia, takimi jak fibrynogen czy czynnik VII, istotnego związku między niektórymi wcześniej opisanymi czynnikami ryzyka miażdżycowego,11-16.

Pacjenci i metody: *Pięćdziesięciu dorosłych pracowników instytutów związanych z Isfahan University of Medical Sciences zostało zidentyfikowanych za pomocą prostego losowego pobierania próbek. Badanie zostało przeprowadzone 26. dnia miesiąca i powtórzone dwa miesiące później.*

Badane osoby (22 mężczyzn i 28 kobiet) były w wieku od 30 do 45 lat i pościły przez cały miesiąc. W badaniu ogólnym stwierdzono, że są one zdrowe, a żaden z nich nie otrzymywał żadnych leków wpływających na badane parametry. Zebrano historie i zidentyfikowano niektóre zmienne antropometryczne. Ciśnienie krwi zostało zmierzone zgodnie z techniką opisaną przez WHO. Próbki krwi pobrano 26. dnia Ramadanu o 16:00, a następnie dwa miesiące później, po 12 godzinach postu. Wszystkie próbki krwi zostały wysłane do Centralnego Laboratorium Centrum Badań Sercowo-Naczyniowych Isfahan. Parametry hematologiczne zostały oszacowane na świeżej krwi przy użyciu licznika komórek AL820. Czas krzepnięcia (CT) i czas krwawienia (BT) mierzono metodą Lee White'a.

Czas protrombinowy (PT) i czas częściowej tromboplastyny (PTT) zostały oszacowane metodami turbidymetrycznymi odpowiednio przez zestawy Neoplastin Cyprus i C.K. Prest. Fibrynogen mierzono metodą turbidymetryczną przy użyciu kaskady koagulometrycznej M4 i zestawów Fiber- Prest Automate. Aktywność czynnika osoczowego VII (%) oceniano za pomocą jednoetapowego testu dodawania osocza testowego do osocza z niedoborem w badaniu. Zmierzono czynnik VII i czas krzepnięcia, a następnie obliczono aktywność czynnika VII w odniesieniu do standardowego wykresu wytworzonego przez badanie rozcieńczenia normalnego osocza ludzkiego. Próbki krwi analizowano również na obecność FBS, trójglicerydów osoczowych (TG), cholesterolu całkowitego (Tot-C) i lipoprotein o dużej gęstości (HDL-C) metodą enzymatyczną przy użyciu zestawów odczynników firmy Merck i autoanalizatora Elan 2000. LDL-C obliczano według wzoru Friedewalda18: lipoproteina małej gęstości (LDL-C)=Tot-C-(TG/5+HDLC). Lipoproteina (a) [Lp(a)] została oznaczona metodą ELISA z wykorzystaniem zestawów Macro Lp(a). Do oznaczania apolipoprotein A1 i B w zestawach Sigma użyto testu immunologicznego z użyciem turbidymetru. Próbki referencyjne zostały utworzone na początku badania i włączone do codziennej analizy w celu sprawdzenia zmienności laboratoryjnej. W zakresie kontroli jakości Isfahan Cardiovascular Research Center Laboratory spełnia kryteria centralnego standardowego laboratorium Ministerstwa Zdrowia w Iranie. Rafaela, Wydział Epidemiologii, Belgia, pod różnymi, nieznanymi laboratorium liczbami, a wysoce istotna korelacja pomiędzy wynikami z obu laboratoriów pozwoliła na wykorzystanie tych wyników do międzynarodowych porównań. Wszystkie obliczenia zostały wykonane przy użyciu pakietu oprogramowania statystycznego SPSS- V6 (system statystyki) do analizy danych. Wszystkie dane zostały wyrażone jako średnia±SD. Porównania pomiędzy środkami zaobserwowanymi podczas i po Ramadanie zostały przeprowadzone za pomocą testu t-parowego. Dane w ramach każdej fazy były również *badane przy użyciu analizy korelacji Pearsona w celu znalezienia zależności między badanymi zmiennymi. Jako zmienne zależne zastosowano koagulację i czynniki hemostatyczne, a jako niezależne parametry biochemiczne. Wszystkie różnice zostały uznane za istotne na poziomie P<0,05. Wyniki: FBS, Tot-C, LDL-C, HDL-C, Tot-C/HDL-C, TG i Apo A1 nie wykazały istotnych zmian w czasie Ramadanu ani dwa miesiące później (tab. 1), natomiast wartości Lp(a), Apo B i LDL-C/HDL-C uległy istotnemu zmniejszeniu w czasie postu w Ramadanie (P<0,05) (tab. 1). Chociaż Apo A1 zostało zwiększone podczas Ramadanu, zmiana ta nie była znacząca (P>0,05).*

Wpływ postu na mózg i układ nerwowy

*Wielu naukowców starało się wyjaśnić podstawowy mechanizm, za pomocą którego terapia na czczo koryguje nieprawidłowe i niezrównoważone systemy psychofizyczne i tak skutecznie przywraca zdrowie. Jego stabilizujący wpływ na nich. Układ nerwowy został zmierzony elektrycznie poprzez nagrania fal mózgowych, a jego wpływ na gruczoły hormonalne został prześledzony bio-chemicznie. Oba zestawy wyników potwierdzają, że poszczenie pozwala na swobodne funkcjonowanie układów autonomicznych ciała na poziomie podstawowym, wolnym od niekonsekwentnych i zakłócających wpływów układu nerwowego i hormonów. Suzuki i wsp. w 1976 roku badali zmiany w falach mózgowych od 262 poszczących pacjentów i zauważyli spowolnienie i synchronizację fal alfa, wraz ze zwiększoną częstością występowania fal theta. *1 Obserwacje te opisują bardziej zrelaksowany i introspekcyjny stan świadomości, który jest mniej neurotycznie zajęty powierzchownymi i przejściowymi wzorcami myślenia, które charakteryzują normalny stan przebudzenia. Podobne zmiany fal mózgowych zostały zarejestrowane w medytujących Zen przez Kasamatsu i Hirai (1966) *2 oraz przez Banquet (1973) u osób ćwiczących japę. *3 Sugeruje to, że post i medytacja wywierają podobny wpływ psychofizyczny na mózg i układ nerwowy, być może lecząc dolegliwości psychosomatyczne i utrzymując optymalne zdrowie i dobre samopoczucie przez jeden wspólny mechanizm.*

*Znaczne spowolnienie fal mózgowych sugeruje, że poszczenie powoduje przejściowe spowolnienie ośrodkowego układu nerwowego. Wydaje się prawdopodobne, że mogą wtedy wystąpić bardziej złożone zmiany w nerwach autonomicznych i gruczołach hormonalnych. Nadpobudliwy autonomiczny układ nerwowy, który stale przekazuje nieprawidłowe stres psychiczny i psychiczny do systemów fizjologicznych, produkuje wiele psychosomatycznych objawów i stanów chorobowych, Poprzez post i medytację stres ten jest usuwany, pozwalając mechanizmom odpowiedzialnym za ciśnienie krwi, oddech i częstość akcji serca, wydzielanie z przewodu pokarmowego i ruchliwość, itp. spontanicznie powrócić do bardziej naturalnego poziomu funkcjonowania. W badaniu Suzuki, to zjawisko fal mózgowych zniknął po zakończeniu terapii na czczo, a szczytowa częstotliwość EEG i konfiguracji fal powrócił do wzoru uderzająco podobny do pre-fasting wzorców rozładowania. Jednak w nowszym japońskim badaniu 380 poszczących pacjentów *4, gdzie analiza EEG była bardziej wyrafinowana, szczytowa częstotliwość znacznie spadła pod koniec okresu postu, co sugeruje, że w okresie poszczącym powstaje stabilny nowy stan fizjologiczny. Ponadto, przeciążenie szybkich fal beta zaobserwowane w okresie poprzedzającym post zmniejszyło się w okresie postu i nie pojawiło się ponownie w ten sam sposób po fazie regeneracji. Ponieważ te szybsze fale są związane z lękiem, napięciem, neurotycznością i podrażnieniem, ich zanik na EEG może być obiektywną wskazówką, że poszczenie częściowo lub trwale łagodzi te objawy.*

Ostatnio badano również zmiany metaboliczne wywołane postem. Normalnym paliwem metabolicznym mózgu jest glukoza, uwalniana do krwiobiegu w wyniku trawienia dietetycznych węglowodanów i cukrów. Badania G.F. Cahill z Joslin Research Laboratory, Harvard Medical School, USA (1966-1969), wykazały, że sytuacja ta zmienia się dramatycznie podczas postu. W miarę upływu czasu zapasy węglowodanów w wątrobie ulegają szybkiemu wyczerpaniu, a zapotrzebowanie mózgu na glukozę, która jest jedynym paliwem, musi być zaspokajane przez źródła węglowodanów. Nowym źródłem jest ciało ketonowe, pochodzące z hydrolizy tłuszczu przechowywanego w tkankach tłuszczowych organizmu. Wydaje się, że mózg przełącznik z odżywiania skrobią do ketonu działa jako silny stresor na komórki mózgu, i tymczasowo umieszcza wszystkie biologiczne mechanizmy w stanie stresu. Może to uaktywnić naturalną, leczniczą siłę ludzkiego ciała, a tym samym doprowadzić do homeostazy i powrotu do zdrowych funkcji.

Co do bólów głowy podczas postu, podział na: Pacjenci z przewlekłymi migrenami przez święty miesiąc Ramadan, i są pewne przypadki poprawy postu, zwłaszcza jeśli są one palaczy miesiąc Ramadan jest jak wspaniała okazja, aby rzucić palenie raz na zawsze, ale w przypadkach, gdy pacjent re-migrena ataki radząc mu, aby rozpocząć leczenie na jedzenie obiadowe (suhoor). Ci, którzy cierpią na bóle głowy podczas postu, powodem jest dieta i głód w Ramadanie, kiedy jakiś post jest głód Psychologiczny głód nie jest zaraźliwy i dlatego należy pamiętać, że post w ciągu dnia łączy w sobie pyszne i pożądane. Sam i jego chciwość głodny od jedzenia i umieścić go na stole śniadaniowym, a po śniadaniu nie znaleźć go jeść tylko część tej kwoty, a to oznacza, że uczucie głodu jest głód ja bardziej niż rzeczywiste warunki głodu, że ciało potrzebuje bardzo mało żywności, aby wypełnić gazy i musi być w kontroli tego głodu Psychologiczne gdzie jesteśmy marnować dużo żywności, które rzekomo dostarczyć do rzeczywistej potrzeby. A bóle głowy poszczącego nie tylko w czasie postu, ale około godziny po śniadaniu, a powodem tego jest zakłócanie spożywania posiłków w czasie śniadania, a żeby być zdrowym i zrównoważonym pod względem ilościowym i jakościowym pożywieniem, należy wziąć pod uwagę, co następuje:

1 -Śniadanie zaczyna pić na ciepło, aby ostrzec sokowirówki przewodu pokarmowego, ponieważ następnie wydalił kilka cukrów lub skrobi, aby nakarmić mózg, który musi ceny, a następnie kilka godzin później rozpocząć post jedzenie zwykłe i nie tak często nie dostanie lenistwo lub bóle głowy.

2 -Musi zawierać całe śniadanie żywności na liczbę warzyw i owoców, aby stymulować system nerwowy w mózgu jest na czczo w ciągu dnia i nie czuć bólu głowy i lenistwa.

3 -O złym nawykiem niektórych poszczących jest sen i bezczynność oraz otyłość, która jest również najbardziej niebezpieczną chorobą w tym wieku z powodu braku poparzeń, co jeść poszcząc na kolacji (suhoor).

Istnieją pewne wskazówki, których udzielamy naszym pacjentom, niektóre z mózgów, nerwów, których choroba uniemożliwia im poszczenie:

1 - Pacjenci , którzy doświadczyli wcześniejszego udaru mózgu z powodu braku powtórki.

Zakrzepy.

2 -Seniorzy (ponad sześćdziesiąt lub siedemdziesiąt zdarzało się im wcześnie ostrzegać o wystąpieniu udaru mózgu.

3 -Niektóre guzy mózgu.

4 -Chorzy na padaczkę , którzy są poddawani ciągłemu leczeniu.

Autofagia neuronalna: Autofagia, czyli "samo-jadanie", to proces, w którym komórki przetwarzają odpady, regulują procesy marnotrawstwa i same się naprawiają. Zdrowie mózgu w dużym stopniu zależy od autofagii neuronalnej. W niedawno opublikowanej pracy wykazano, że usunięcie "istotnego genu autofagicznego" w neuronach podwzgórzowych myszy płodowych spowodowało obrzęk metaboliczny (większa ilość tkanki tłuszczowej, słaba tolerancja glukozy) i upośledzenie rozwoju neuronów. Inne badanie pokazuje, że zaburzenie autofagii neuronalnej powoduje neurodegenerację. Mówiąc wprost, bez procesu autofagii, mózgi nie rozwijają się prawidłowo ani nie funkcjonują tak, jak powinny.

Poszczenie zwiększa poziom czynnika neurotroficznego pochodzenia mózgowego (BDNF): BDNF jest białkiem, które wchodzi w interakcję z neuronami w hipokampie, korze mózgowej i podstawnej części przedmózgu (części mózgu, które regulują pamięć, uczenie się i wyższe funkcje poznawcze - unikalnie ludzkie rzeczy). Pomaga to przetrwać istniejącym neuronom, jednocześnie pobudzając wzrost nowych neuronów (neurogeneza) i rozwój synaps (linie komunikacyjne między neuronami). Niski poziom BDNF jest związany z chorobą Alzheimera, a dodatkowy BDNF zapobiega śmierci neuronów, utracie pamięci i upośledzeniu funkcji poznawczych w modelu zwierzęcym choroby Alzheimera.

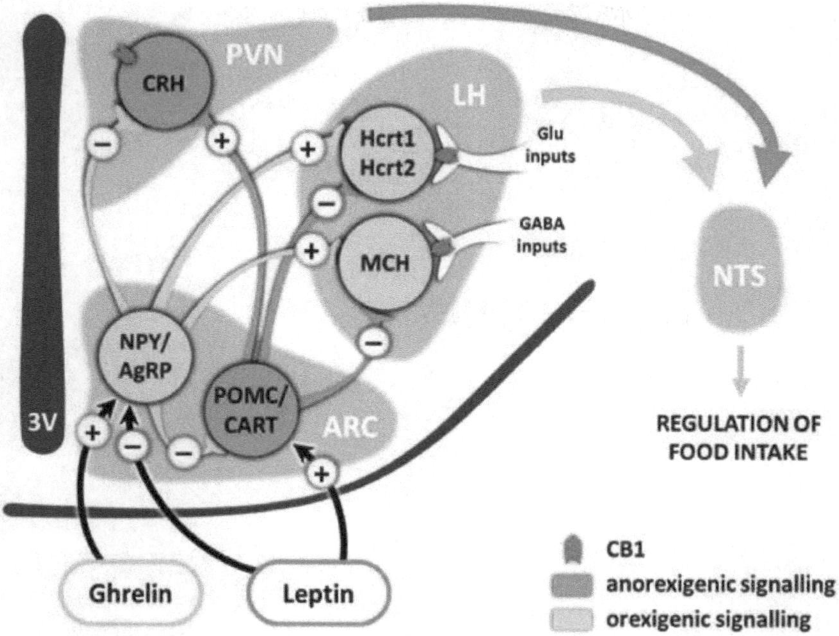

Schematyczne przedstawienie głównych ścieżek mózgowych zaangażowanych w homeostatyczną kontrolę spożycia żywności. (researchgate.net)

Ciała ketonowe, takie jak hydroksymaślan, są słynnie neuroprotekcyjne, a poszczenie często wywołuje ketozę. Podwyższony poziom autofagii, BDNF i ketonów z postu brzmi niesamowicie, ale czy objawiają się one jako rzeczywiste korzyści dla zdrowia neurologicznego? Zobaczmy, co mówią badania. Żadna dyskusja na temat postu i badań neurologicznych nie jest zakończona (albo nawet może być rozpoczęta) bez uwzględnienia Marka Mattsona. Mattson, główny neurolog w Narodowym Instytucie Badań nad Starzeniem się, od kilkunastu lat publikuje kolejne prace na temat neurologicznych skutków nieregularnego postu i zgromadził imponujący zbiór prac, które sugerują, że IF może wywoływać neurogenezę i chronić przed urazami i chorobami mózgu. W kolejnych rozdziałach omówię dowody - od Mattsona i innych naukowców - na korzystny wpływ postu na zdrowie neurologiczne w całym spektrum schorzeń.

Udar: Najczęstszym rodzajem udarów są udary niedokrwienne (stanowiące około 88% wszystkich udarów) - naczyniowo-mózgowe zdarzenia, w których skrzep blokuje naczynia krwionośne, które dostarczają krew do mózgu. Bez krwi mózg nie może otrzymać tlenu ani składników odżywczych, a także może dojść do (często trwałego) uszkodzenia mózgu. W modelu zwierzęcym niedokrwiennego udaru mózgu, poszczenia regulowanego BDNF i innych neuroprotekcyjnych białek, obniżonej śmiertelności i

Zapalenie, i zwiększone zdrowie i funkcje poznawcze. Warto jednak zauważyć, że post był najskuteczniejszy wobec udaru mózgu u młodych zwierząt, które cieszyły się czterokrotnym wzrostem neuroprotekcyjnych i neurogeneratywnych BDNF. U myszy w średnim wieku zaobserwowano dwukrotny wzrost BDNF, natomiast u myszy starszych nie zaobserwowano żadnego wzrostu. Funkcja poznawcza po udarze mózgu miała podobny związek z wiekiem i

status żywieniowy; młode i średnie myszy poszczące zachowały znacznie więcej niż stare myszy i karmiły je. Poszczące myszy wykazywały niższy poziom cytokin zapalnych, ale efekt ten był również modulowany przez wiek. Ogólnie rzecz biorąc, na czczo zwiększono poziom neuroprotekcyjnych białek i obniżono poziom cytokin zapalnych u myszy w młodym i średnim wieku, zmniejszając w ten sposób uszkodzenia mózgu powstające w wyniku udaru.

Uraz mózgu: Badania wskazują, że post jest również skuteczny przeciwko fizycznym urazom mózgu. Nie chodzi o to, że poszczenie w jakiś sposób fizycznie odpycha od zbliżającego się urazu poprzez generowanie magicznego pola siłowego napędzanego ketonem; chodzi o to, że poszczenie zmniejsza stres oksydacyjny, dysfunkcję mitochondriów i spadek zdolności poznawczych, które normalnie są wynikiem urazów mózgu. Stosując jeden z tych antykoncepcji, naukowcy indukowali "kontrolowany wpływ korowy" na poszczące szczury i stwierdzili, że post 24-godzinny (ale nie 48-godzinny) był neuroprotekcyjny. Być może zmniejszony apetyt, który powszechnie towarzyszy wstrząsowi mózgu, jest raczej mechanizmem ochronnym niż irytującym efektem ubocznym?

Uszkodzenie kręgosłupa szyjnego:

Częstość występowania urazów z górnym 95% CI podczas treningu "Co drugi dzień" postu był neuroprotekcyjny po urazie kręgosłupa szyjnego szczura. Pomimo rozległych urazów, szczury pościgowe poprawiły wzorzec chodu, eksplorację pionową i funkcję przedwzmacniacza (wszystko to w dużym stopniu

w zależności od funkcji mózgu). Zachowano integralność neuronów, zmniejszono objętość zmian korowych i zwiększono kiełkowanie aksonu korowo-rdzeniowego (włókna nerwowego). Ten sam zespół przeprowadził podobne badanie na myszach z urazem rdzenia kręgowego, ale wyniki były bardzo różne; co drugi dzień post nie przynosił żadnych korzyści neuroprotekcyjnych ani funkcjonalnych rannym myszom. Jak możemy pogodzić te sprzeczne ustalenia? Cóż, u szczurów, które doświadczyły neuroprotekcji, poszczenie zwiększyło produkcję ketonu o 2 lub 3 razy. Myszy poszczące nigdy nie osiągnęły ketozy. Ketoza była kluczem.

Choroba Alzheimera: W modelu myszy z chorobą Alzheimera zarówno przerywany post, jak i 40% (!) ograniczenie kaloryczności dawały korzyści poznawcze i behawioralne w porównaniu z myszami na diecie kontrolnej. Myszy IF i CR wykazały wyższy poziom zachowania badawczego, a po umieszczeniu w labiryncie wodnym Morrisa znalazły platformę ucieczki wcześniej niż myszy kontrolne. Jednak tylko w przypadku myszy, które wykazały ochronę przed patologią synaptyczną - co jest cechą charakterystyczną tej choroby.

Choroba Huntingtona: zubożenie w poziomie BDNF charakteryzuje również chorobę Huntingtona. W modelu choroby szczurów, okresowy post normalizował poziom BDNF, a regularne karmienie utrzymywało je na niskim poziomie. Szczury poszczące żyły dłużej i nawet cieszyły się lepszą tolerancją glukozy niż szczury karmione ad libitum. Przez wszystkie rachunki, post spowolnił progresję

Choroba Huntingtona.

Spadek poznawczy związany z wiekiem: Wszyscy mieliśmy babcię, która nazywała nas po imieniu naszego rodzeństwa, albo dziadka, który zapomniał rozpakować Oryginał Wither'a przed włożeniem go do ust - są to niewinne, proste, osobliwe, pozornie nieuniknione spadki poznania, które towarzyszą procesowi starzenia. Cóż, może nie są nieuniknione.
Chociaż większość badań skupia się na urazach i chorobach neurologicznych, istnieją dowody na to, że okresowy post jest korzystny dla podstawowego, związanego z wiekiem, spadku zdolności poznawczych. Ciekawe, że był to "późny" post przerywany, czyli szczury w podeszłym wieku, które zaczęły pościć dopiero po wykazaniu oznak upadku, co nadal przynosiło korzyści poznawcze. Kontrastuj z badaniem udaru, w którym starsze gryzonie nie widziały prawie żadnych korzyści z postu i wyłania się obraz: dopóki nie próbują przeciwdziałać wyniszczającemu zdarzeniu, takiemu jak niedokrwienny udar czy uraz, starsze mózgi również mogą spodziewać się korzyści z postu.

Depresja: depresja od dawna kojarzy się z niższym poziomem BDNF jako prognoza choroby, ale dopiero od niedawna badacze doceniają możliwość, że niski poziom BDNF i depresja mogą być ze sobą powiązane przyczynowo. I rzeczywiście - antydepresanty zwiększają sygnalizację i syntezę BDNF w hipokampie (tej części mózgu, w której "dzieje się" depresja). Czy post może pomóc w walce z depresją poprzez regulację BDNF i promocję neurogenezy? Być może. Powiedziałbym, że warto spróbować, zwłaszcza, że pominięcie kilku posiłków nie wymaga recepty.

Ponieważ są to głównie badania na gryzoniach, a nie istnieją jeszcze sprawdzone dowody na neuroprotekcyjny i neurogeneratywny wpływ postu u ludzi, to tylko spekulujemy. Ale twierdzę, że są to wiarygodne spekulacje, do których warto dążyć. Mechanizmy są tam. Spekulacje na temat innych skutków zdrowotnych IF - dla ogólnego zdrowia i raka oraz długowieczności i utraty tkanki tłuszczowej - są potwierdzane przez badania na ludziach. Zarówno ryzyko, jak i bariera wejścia są niskie. I ma to sens w świetle naszej historii ewolucji jako myśliwych-zbieraczy. W jednym z ostatnich wywiadów Mattson wyłożył nawet neuroprotekcyjne efekty postu w kategoriach ewolucyjnych, zauważając, że w przedrolniczych czasach niedoboru ludzie, "których mózgi najlepiej odpowiadały - którzy pamiętali, gdzie można było znaleźć obiecujące źródła lub wspominali, jak unikać drapieżników - byliby tymi, którzy dostali jedzenie" i żyli, żeby przekazać swoje geny.

Straszna choroba, stwardnienie rozsiane: została skutecznie leczona na czczo. Dr Shelton twierdzi, że "można spodziewać się znacznego postępu w dużej liczbie" późnych przypadków tej choroby, nawet jeśli powrót do zdrowia nie jest w pełni zakończony. Dr Richard Geithner z Sanatorium Blaubeurena w Niemczech poinformował, że trzech pacjentów ze stwardnieniem rozsianym, "którzy zgodzili się na post, było wolnych od paraliżu po 18 do 21 dniach postu". Jeden z tych pacjentów miał nowy epizod paraliżu po postu, który z kolei został wyleczony przez kolejny 14-dniowy post. W ciągu kolejnych trzech lat obserwacji nie wystąpiło ponowne wystąpienie paraliżu. Dr Alsaker powiedział, że "To jest objawienie dla niektórych osób, które poszczą, jak umysł może funkcjonować." Ponieważ to prawda, można się spodziewać, że post pomoże różnym formom szaleństwa. Szerokie doświadczenie wielu lekarzy pokazało, że post jest nie tylko cenny w opiece nad obłąkanym pacjentem, ale że często udaje mu się tam, gdzie wszystkie inne formy leczenia zawiodły. Poszczenie może nie tylko być stosowany w promowaniu wchłaniania guzów mózgu i poprawie stanu fizycznego mózgu i układu nerwowego; został również z powodzeniem stosowany w leczeniu aberracji psychicznych, które zostały uznane za mające przyczyny czysto emocjonalne.

Poszczenie i nawożenie

Aby doszło do poczęcia, samica musi produkować zdolne do przeżycia jaja podczas swojego miesięcznego cyklu, a sperma samca musi być silna i zdrowa, aby zapłodnić jajo podczas stosunku. Niepłodność, która jest po prostu niezdolnością do poczęcia, staje się coraz bardziej powszechna i ta "naturalna i prosta" podróż może być trudnym wyzwaniem, biorąc pod uwagę wszystkie czynniki wpływające na płodność. Czynniki takie jak dieta, ćwiczenia fizyczne, waga, warunki zdrowotne, poziom stresu, stany emocjonalne i psychiczne, genetyka i wysokie obciążenie toksyczne w krwiobiegu odgrywają główną rolę w określaniu zdolności do poczęcia. Istnieje wiele sposobów leczenia niepłodności, jednak niektóre z nich mogą być bardzo nieefektywne, stresujące i kosztowne. Jednym z najszybszych i najskuteczniejszych sposobów przygotowania do zapłodnienia zarówno mężczyzny, jak i kobiety jest przeprowadzenie poszczącej detoksykacji. Dzięki gruntownemu oczyszczeniu organizm ma czas na gojenie się i regenerację na poziomie komórkowym.
Na czczo można usunąć wszystkie toksyny z komórek, hormony, aby przywrócić równowagę, wątroba do metabolizmu wszelkich nadmiar hormonów unoszących się wokół ciała, takich jak ksenoestrogeny (występujących w chemikaliach, plastikach i pestycydach, które tworzą nierównowagę w naturalnych poziomach estrogenów) i kortyzol (hormon stresu, który może prowadzić do stanu zapalnego, wyczerpania, złe funkcjonowanie komórek), które mogą prowadzić do niepłodności.
Zmniejsza się stan zapalny, regeneruje się wszystkie organy, przywraca się równowagę cukrów we krwi, wzmacnia się układ odpornościowy, układ nerwowy jest wypoczęty, a układ rozrodczy zrównoważony - wśród wielu innych pozytywnych efektów ubocznych - oczyszcza się, detoksykuje, jest zdrowy i gotowy do płodności.

Wpływ postu na choroby oczu: Rokowanie w przypadku wielu chorób oczu jest dobre, jeżeli stosuje się post. Wiele przypadków wad wzroku zostało całkowicie zniwelowanych przez post, chociaż niektórych wad mechanicznych oczywiście nie da się usunąć, a niektóre dolegliwości oczu wymagają pomocy, której post nie może udzielić. Kiedy mięśnie oczu cierpią z powodu braku tonu, siły, elastyczności, giętkości i koordynacji, specjalne ćwiczenia na oko dają więcej korzyści niż poszczenie, poprzez poszczenie mogą być wykorzystane do uzupełnienia tego zabiegu. Wśród stanów chorobowych oczu, dla których post jest często specyficznym środkiem zaradczym są zaćma, zator spojówki, katar i ziarninowe zapalenie spojówek, jaskra, zapalenie jamy ustnej, zapalenie rogówki i styl. Wczesna katarakta z reguły zanika na szybko; zaawansowane przypadki mogą zniknąć, ale powrót do zdrowia jest znacznie mniej pewny. Dr Shelton rejestruje jeden przypadek, w którym ślepota jednego oka (z powodu katarakty) całkowicie zniknęła w 18-dniowym poście. Dr Gerald Benesh donosi o równym sukcesie w leczeniu całkowitej katarakty, która poddała się 21-dniowemu postowi. Formy zapalenia spojówek wymagają tylko czystości i postu dla wyzdrowienia, przy czym w przypadkach ostrych posty krótkie, a w przypadkach przewlekłych długie. Kiedy jaskra istnieje, twardość oka ma tendencję do zaniku, z nadmiernym wchłanianiem płynu, na postach trwających dwa lub trzy tygodnie. W zaawansowanych przypadkach, gdy występuje całkowity zanik, rokowanie nie jest korzystne, ze ślepotą zwykłego wyniku. Zapalenie jamy ustnej, zapalenie rogówki i stylizacja potrzebują tylko postu, czystości i odpoczynku, z odzyskaniem ogólnej zasady, chyba że poprzednie leczenie tłumiące pozostawia trwałe uszkodzenie wzroku.

Poszczenie i przeszczepienie: Pacjenci po przeszczepach są narażeni na zwiększone ryzyko wystąpienia działań niepożądanych związanych z postem z powodu choroby podstawowej i stosowania leków immunosupresyjnych.
Przed rozpoczęciem Ramadanu, muzułmańscy pacjenci pytają swoich lekarzy, czy mogą pościć. Główną obawą u tych pacjentów jest to, że jeśli odwodnienie i nagromadzenie metabolitów może spowodować nieodwracalne pogorszenie funkcji nerek lub ułatwić epizody odrzucenia poprzez wywołanie zmian w układzie odpornościowym. W jednym z badań nie stwierdzono żadnych zmian w krążących kompleksach immunologicznych podczas postu Ramadana w prawidłowej populacji, a w innym odnotowano spadek stężenia dopełniacza C3 i wzrost stężenia C4 u biorców przeszczepów nerki.

Wraz ze wzrostem liczby przeszczepów nerek wykonywanych w krajach islamskich, a także z poprawą jakości życia, coraz częściej pojawia się pytanie o bezpieczeństwo postu Ramadan. W kilku badaniach zajęto się tym problemem i nie stwierdzono istotnego niekorzystnego wpływu postu Ramadana na pacjentów poszczących po przeszczepie ani na alografty; Argani przebadał 24 pacjentów i nie stwierdził istotnego wzrostu masy ciała, ciśnienia krwi, objętości moczu w ciągu 24 godzin, stosunku białka do kreatyniny w moczu czy azotu mocznikowego we krwi. Również liczba krwinek T i białych, poziom hemoglobiny i lipoprotein o małej gęstości nie zmieniły się znacząco po 30 dniach postu ramadanowego. Liczba komórek B, stężenie IgM w surowicy, stężenie C 3 oraz wartość lipoprotein o bardzo niskiej gęstości w surowicy znacznie się zmniejszyły po czczeniu w porównaniu z okresem przedpostu. Wyższe poziomy lipoprotein o dużej gęstości oraz wartości C4 w surowicy obserwowano również po czczeniu Ramadanu. Ostatecznie autorzy doszli do wniosku, że post Ramadan nie jest szkodliwy dla stabilnych pacjentów poszczących nerki z 12-godzinnym postem. Zaproponowali jednak, żeby pacjenci byli obserwowani przez swoich lekarzy podczas postu.

Wpływ postu na wzrost i regenerację

Wzrost jest zdeterminowany przez dwie grupy przyczyn - mianowicie: czynnik wewnętrzny, Impuls Wzrostu i czynnik zewnętrzny, Kontrola Wzrostu. Charakter siły lub impulsu wzrostu, który jest prawdziwą przyczyną wzrostu, jest całkowicie nieznany. Jest on głęboko zakorzeniony w konstytucji organizmu i mówimy, że jest to określony z góry, dziedziczny impuls do wzrostu do pewnego maksimum w najbardziej sprzyjających warunkach. Ten impuls wzrostu jest utajony w plazmie i może być uznany za identyczny z życiem. Czynniki, które kontrolują wzrost, są dość dobrze znane. Są to jedzenie, woda, powietrze, ciepło, światło słoneczne, lub ich brak. Wewnętrznie znajdujemy w bezkanałowych gruczołach niezwykły chemiczny mechanizm regulacji wzrostu. Jak wcześniej stwierdzono, zdolność do wzrostu, która różni się znacznie w zależności od gatunku, jest zdeterminowana przez dziedziczność. Eksperyment zdaje się pokazywać, że impuls ten nie może być zwiększany ani całkowicie tłumiony, choć podlega znacznemu ograniczeniu. Przerwanie odżywiania przez niedobór lub niedobór żywności lub przez inicjację zakłóca wzrost, ale żaden z nich nie wstrzymuje go całkowicie. Sądząc po wadze brutto ciała, wzrost może wydawać się zatrzymany, a nawet wydaje się ześlizgiwać do tyłu. Ale to jest bardzo zwodnicze. Organizm poszczący, który traci na wadze i dość szybko zużywa swoje zapasy, może jeszcze rosnąć. Prof. Margulis mówi, że ciało "jest mozaiką powiązanych ze sobą części, z których każda ma jednak swoją historię wzrostu. Krzywa wzrostu jednej części organizmu może być wznosząca się, podczas gdy krzywa wzrostu innej części organizmu osiągnęła już szczyt swojego wzrostu lub rzeczywiście znajduje się na kursie spadkowym.

Co więcej, impuls wzrostu jednego może być wielki, a innego słaby. Na stronie czasy obfitości, gdy jest wystarczająco dużo składników odżywczych, aby dostarczyć materiał budowlany dla każdej części organizmu, wzrost masy ciała brutto jest dobrą miarą wynikającego z tego wzrostu; ale to przesłania istotny fakt złożonego charakteru zjawiska wzrostu.

Eksperymenty Waltera z hodowlą cieląt i praca Aarona nad psami ilustrują ten pomysł.

Badacze ci odkryli niezależnie od siebie, że poprzez przewlekłe niedokarmianie mogą utrzymywać swoje zwierzęta w stałej masie ciała, ale nie mogą doprowadzić do całkowitego zatrzymania procesu wzrostu. Ta część organizmu, która w tej fazie rozwoju posiada najsilniejszy impuls wzrostu, jest w stanie przyciągnąć do siebie każdy dostępny materiał budowlany, a to nie wystarczy, a nawet naruszy rezerwy innych tkanek. Jesteśmy więc świadkami kataplazji lub redukcji niektórych części organizmu wraz z postępującą budową lub euplazją innych. Wykazano już, że taki stan występuje u łososia w okresie tarła, kiedy zwierzęta te przez kilka miesięcy nie przyjmują pokarmu, a podczas gdy wszystkie organy, zwłaszcza mięśnie, zużywają się, dostarczając energii głodującemu łososiowi, ich gonady rosną i rozwijają się bujnie. Młode cielęta i psy, których dieta była w pełni odpowiednia pod względem jakości, ale w niewystarczającej ilości, nadal rosły, zachowując stałą wagę, ale wzrost ograniczał się tylko do szkieletu. Wzrosło to zarówno pod względem wielkości, jak i masy, a w rezultacie zwierzę wyrosło na wagę. Nawet mięśnie zostały uszczuplone z przechowywanego materiału, aby zaspokoić impuls wzrostu szkieletu". Proces "okradania Piotra, aby zapłacić Pawłowi" widziany w tych zjawiskach pokazuje w niezwykłym stopniu moc posiadaną przez ciało, aby dystrybuować swoje zapasy w zależności od potrzeb, a tym samym zachować integralność całości. Jeśli rabunek Piotrusia nie jest przenoszony zbyt daleko, nie szkodzi, bo spożywane sklepy są łatwo i szybko uzupełniane po dodaniu jedzenia. Wzrost wydaje się być niezależny od żywności w tym sensie, że żywność nie jest przyczyną, a jedynie materiałem wzrostu. Dr Morgulis znajduje w zjawisku regeneracji najciekawszy przykład tego, że "impuls wzrostu danego organu może być wystarczająco puissant, aby przyciągnąć do siebie składniki odżywcze i naruszyć rezerwy mniej aktywnych tkanek i spowodować ich kataplazję". Prawidłowo prowadzony, post sprzyja wzrostowi. Thompson i Mendel stwierdzili, że po okresie zahamowania wzrostu, spowodowanego niedostatecznym karmieniem, następuje wzrost, gdy podawany jest lepszy pokarm, a przyspieszenie wzrostu po tym zahamowaniu następuje zwykle na mniejszej ilości pokarmu niż spożyta w okresie równego wzrostu przy normalnym tempie od tej samej wagi początkowej. Morgulis mówi: "Wielokrotnie podkreślano, że gdy tylko zwierzę, które przez ostrą lub inną formę inicjacji straciło na wadze, otrzymuje odpowiednie pożywienie, zaczyna rosnąć w spektakularnym tempie i w stosunkowo krótkim czasie odzyskuje wszystko, co straciło lub nawet wzrosło ponad pierwotny poziom. Szybki przyrost masy ciała jest przejawem energicznego procesu wzrostu. Nie chodzi tylko o nagromadzenie substancji zapasowej, ale o prawdziwy wzrost w zdefiniowanym wcześniej znaczeniu. Istnieje płodne mnożenie się komórek, duża ekspansja komórek i ponowna kumulacja rezerw w postaci wewnątrzkomórkowych i międzykomórkowych depozytów produktów ich metabolizmu.
Azot jest zatrzymywany z awidencją charakterystyczną dla młodego, rosnącego organizmu.

Połączenie postu i ekspozycji na GH przekłada się na zwiększenie lipolizy, zmniejszenie aktywności IGF-I i wrażliwości na insulinę oraz stępioną aktywację kinazy Janus (JAK)/STAT. Czy ta zmiana w aktywności sygnalizacyjnej jest związana ze zmianą MCR GH i jednoczesną zmianą w metabolicznym działaniu GH, zasługuje na uwagę w przyszłości. Poszczenie przez ponad 6 godzin rozpoczyna fazę oczyszczania. Faza oczyszczania jest kataboliczna w tym sensie, że niszczy stare uszkodzone komórki. Ten proces włącza mózg

autofagia, czyli "samozjadanie", w przypadku gdy komórki przetwarzają materiał odpadowy, regulują odpady i naprawy. Te mechanizmy naprawy genetycznej są włączane poprzez uwalnianie ludzkiego hormonu wzrostu (HGH). Post przerywany jest jednym z najsilniejszych sposobów na zmniejszenie stanu zapalnego, wzmocnienie odporności i poprawę gojenia się tkanek. Jest to jeden z powodów, dla których wiele osób odczuwa mdłości, kiedy mają infekcje. Ten wrodzony mechanizm to sposób, w jaki ciało wpływa na nas, aby szybko wyprodukować odpowiednie środowisko, które wzmocni naturalną odporność. HGH i insulina są przeciwieństwami w funkcji. HGH koncentruje się na naprawie tkanek, efektywnym wykorzystaniu paliwa i przeciwzapalnym działaniu immunologicznym. Insulina jest przeznaczona do magazynowania energii, podziału komórkowego i prozapalnej aktywności immunologicznej. Insulina jest dominującym graczem w tej grze. Kiedy warunki wymagają uwolnienia insuliny (spożycie węglowodanów), HGH jest zahamowany. Dodatkowo, zbyt duża ilość białka lub tłuszczu może nie pobudzać insuliny, ale będą one hamować uwalnianie HGH.

Badania wykazały, że zaburzenie autofagii neuronalnej prowadzi do przyspieszonych stanów neurodegeneracyjnych w całym mózgu. Podwyższony poziom krążącej insuliny zmniejsza ilość neuronalnej autofagii i powoduje problemy metaboliczne oraz przyspieszone stany zwyrodnieniowe. Przerywane posty są niezbędne, aby mózg mógł się oczyścić i napędzać nowe neurony i linie komunikacyjne dla optymalnego funkcjonowania. Faza oczyszczania działa również jak chusteczka, która jest obciążana sprężynami, gdy ciało wchodzi w fazę budowania. Dostarcza on pewnego rodzaju obciążenia wstępnego, które pozwala organizmowi niesamowicie się dostosować, gdy wchodzi w fazę budowy. Wzmacnia to połączenia neuronowe i poprawia funkcjonowanie mózgu. Eksperci uważają, że okresowy post powoduje łagodny stres komórek mózgowych, który jest podobny do wpływu ćwiczeń na komórki mięśniowe. Stres powoduje, że dostosowują się i stają się bardziej wydajne energetycznie. Ciało regeneruje się po intensywnych ćwiczeniach, zarówno w fazie budowania, jak i oczyszczania. Poziomy czynnika neurotroficznego pochodzenia mózgowego (BDNF) regulują tworzenie się nowych neuronów oraz rozwój synaps i różnych linii komunikacyjnych w mózgu. Wyższy poziom BDNF prowadzi do zdrowszych neuronów i lepszych procesów komunikacji między tymi komórkami neurologicznymi. Niski poziom BDNF jest związany z demencją, chorobą Alzheimera, utratą pamięci i innymi problemami z przetwarzaniem danych w mózgu. Badania wykazały, że przerwy w czczeniu mają duży wpływ przeciwzapalny na całe ciało. Osoby cierpiące na astmę wykazały się doskonałymi wynikami, podobnie jak wstępne doniesienia o osobach z chorobą Alzheimera i Parkinsona.

Mattson i jego koledzy przygotowują się do zbadania dalszych szczegółów dotyczących wpływu postu na mózg przy użyciu technologii MRI i innych badań. Najlepszym sposobem na rozpoczęcie postu jest danie ciału 12 godzin pomiędzy obiadem a śniadaniem każdego dnia. Pozwala to na 4 godziny na zakończenie trawienia i 8 godzin na zakończenie cyklu detoksykacji wątroby. Po tym jest to standardowy element stylu życia, spróbuj wziąć jeden dzień w tygodniu i przedłużyć post do 16-18 godzin. W końcu możesz zdecydować się na pełny, 24-godzinny post w każdym tygodniu.
W okresie postu świetnie jest pić napoje oczyszczające, takie jak napoje fermentowane,

herbaty ziołowe, wodę z dodatkiem ekstraktów z nadmiaru żywności, wodę z octem cytrynowym lub jabłkowym itp. Wzmacniają one proces oczyszczania, dostarczając przeciwutleniacze i mikroelementy, które wspomagają gojenie, nie wchodząc w interakcję z insuliną i HGH.

Wpływ postu na układ odpornościowy

Post pozwala ciału skupić energię na oczyszczaniu i uzdrawianiu się. Według tych praktyków, post pomaga układowi odpornościowemu pracować bardziej efektywnie, pozwala na przepływ większej ilości tlenu i białych krwinek przez ciało, pomaga organizmowi spalić więcej tłuszczu, pomaga zwiększyć energię i pozwala na poprawę innych funkcji leczniczych. Niektórzy zwolennicy twierdzą, że poszczenie przez osobę chorą na raka może "zagłodzić" guza, prowadząc do śmierci komórek. Inne choroby i schorzenia, jak twierdzą zwolennicy postu, mogą być leczone na czczo: trądzik, alergie, zapalenie stawów, astma, nowotwory nienowotworowe, zaburzenia trawienia, gorączka, jaskra, bóle głowy, choroby serca, nadciśnienie, choroby zapalne, ból, polipy i wrzody. Poszczenie jest również promowane w celu odmłodzenia ciała, utraty wagi lub pomóc utrzymać normalną wagę ciała, zwiększyć trwałość i popęd płciowy, a także poprawić jasność umysłu, samoświadomość i poczucie własnej wartości. Mówi się również, że pomaga to w rzuceniu lub ograniczeniu używania tytoniu, alkoholu, kofeiny lub narkotyków bez recepty. Niektórzy praktycy twierdzą, że może to podnieść świadomość duchową. Z czym to się wiąże? Krótkie posty, trwające od 1 do 5 dni, często odbywają się w domu. Poza piciem tylko wody lub soku, post może również wymagać dużo odpoczynku. Czasami w ramach terapii zalecane są inne metody detoksykacji, takie jak płukanie wątroby lub lewatywy (patrz również Sok, Spłukiwanie wątroby, Terapia dwukropkowa). Dłuższe posty wymagają profesjonalnego nadzoru i często odbywają się w uzdrowisku, ośrodku lub podobnym obiekcie. Fakty medyczne są czasem robione w klinikach lub szpitalach. Jaka jest za tym historia? Starożytne kultury uważały, że post może oczyszczać duszę. Wiara w to, że post może również oczyszczać lub oczyszczać ciało, jest dość nowoczesnym pomysłem, zyskującym popularność w drugiej połowie XX wieku.

Jaki jest dowód? Dostępne dowody naukowe nie potwierdzają postu jako leczenia raka u ludzi. Niektóre badania na zwierzętach sugerują, że długotrwałe ograniczenie kaloryczności - czyli spożywanie mniejszej niż normalnie ilości kalorii każdego dnia - może spowolnić wzrost niektórych guzów, ale to nie to samo co post. Niektóre badania na zwierzętach wykazały, że rzeczywisty post, na którym nie spożywa się jedzenia przez kilka dni, mógłby promować wzrost niektórych guzów. Ostatnie badania na zwierzętach wykazały jednak, że wzrost guza podczas postu uległ spowolnieniu. W badaniu opublikowanym w 2012 roku przyjrzano się gryzoniom z chorobą nowotworową, którym podano chemioterapię po 48 do 60 godzinach postu (podawano im tylko wodę). Miały one lepsze efekty z chemioterapii niż gryzonie, które jadły normalnie przed zabiegiem, a niektóre, które nie dostały chemioterapii, miały nawet lepsze efekty. Samo w sobie nie oznacza to, że efekt będzie taki sam u ludzi. Ale już trwają badania, które mają na celu sprawdzenie, czy post pomaga poprawić wyniki leczenia raka u ludzi. W innym raporcie dziesięciu pacjentów dobrowolnie pościło przed (a niektórzy po) uzyskaniem chemioterapii i zgłaszało, że ich zmęczenie, osłabienie i jelitowe skutki uboczne nie były tak uciążliwe, jak wtedy, gdy dostali chemioterapię podczas normalnego jedzenia. Co ciekawe, mieli różne rodzaje nowotworów i chemioterapii, pościli przez różne okresy czasu, więc trudno powiedzieć, czy te wyniki wytrzymają dalsze badania.

W 2011 roku jedna z grup badawczych przyjrzała się dostępnym badaniom nad ograniczeniem kaloryczności i zdrowia zwierząt i ludzi, w tym praktykom postu religijnego i innych rodzajów postów. W ich podsumowaniu omówiono badania na zwierzętach, w których ograniczenie kalorii w ciągu całego życia skutkowało wydłużeniem życia i mniej przewlekłą chorobą, w tym nowotworem. Dokonali także przeglądu badań na zwierzętach, które porównywały ograniczenie kaloryczności do naprzemiennego postu jednodniowego, co oznacza brak jedzenia lub bardzo mało jedzenia jednego dnia, na przemian z jedzeniem tyle, ile chcieliby następnego dnia, przez długie okresy czasu. (Alternatywny dzień postu może skutkować niższym spożyciem kalorii, ale często tak nie było, bo zarówno ludzie, jak i zwierzęta zazwyczaj jedli wystarczająco dużo w swoje "dni świąteczne", żeby nadrobić dni postu). Stwierdzono pewne pozytywne efekty w długoterminowych badaniach na zwierzętach, ale badania na ludziach dotyczące naprzemiennego postu dziennego były znacznie krótsze i wykazywały mniejsze korzyści. Krótki post (zwykle od 8 do 12 godzin) jest często zalecany przez lekarzy w ramach przygotowań do niektórych testów diagnostycznych. W tym przypadku szybka metoda pozwala na uzyskanie dokładniejszych wyników badań.

Przez pewien czas przed i po operacji można także pościć na czczo, szczególnie jeżeli chodzi o organy układu pokarmowego. Ma to na celu przede wszystkim zapewnienie opróżnienia żołądka i jelit podczas operacji. Jest to ważne, aby uniknąć dostania się zawartości żołądka do płuc, ponieważ znieczulenie wyłącza zwykłe środki ochronne, takie jak połykanie i kaszel, które powstrzymują osobę przed wdychaniem ciał obcych do płuc, gdy jest ona obudzona. Pozwala również jelitom odzyskać czas po znieczuleniu przed ponownym wprowadzeniem pokarmu. Jeżeli chodzi o osiągnięcie i utrzymanie prawidłowej wagi ciała, większość ekspertów zaleca połączenie ograniczenia wielkości porcji, wybór zdrowych pokarmów i aktywność fizyczną zamiast postu. Czy są jakieś możliwe problemy lub komplikacje? Poszczenie może mieć krótkotrwałe skutki uboczne, takie jak bóle głowy, zawroty głowy, uczucie lekkości, zmęczenia, nieprawidłowy rytm serca, niskie ciśnienie krwi i owocowy smak w ustach - osoby poszczące mogą mieć problemy z prowadzeniem samochodu lub obsługą niebezpiecznych maszyn z powodu tych skutków. Poszczenie może również zwiększyć *ryzyko ataku u osób z podagrą i pogorszyć objawy kamicy żółciowej. Długotrwały post może zakłócać działanie układu odpornościowego i ważnych funkcji organizmu oraz może uszkodzić wątrobę, nerki i inne organy. Poszczenie może być szczególnie niebezpieczne u osób już niedożywionych, np. z pewnymi formami zaawansowanego raka - śmierć następuje wtedy, kiedy post wyczerpuje zapasy zmagazynowanego w organizmie paliwa lub energii. Post suchy (brak wchłaniania płynów) może szybko doprowadzić do odwodnienia i śmierci w ciągu kilku dni, przy czym czas ten różni się w zależności od osoby i sytuacji. Czynniki takie jak ekstremalne ciepło, wysiłek lub choroba mogą skrócić go do kilku godzin. Kobiety, które są w ciąży lub karmiące piersią nie powinny pościć. Osoby przyjmujące określone leki mogą mieć problemy z wchłanianiem, jak również ze zmianami w działaniu leków i efektami ubocznymi.*

Poleganie wyłącznie na tego typu leczeniu i unikanie lub opóźnianie konwencjonalnej opieki medycznej w przypadku raka może mieć poważne konsekwencje zdrowotne.

Cykle postów: Przedłużający się post zmusza ciało do korzystania z zapasów glukozy, tłuszczu i ketonów, ale także rozkłada znaczną część białych krwinek. Longo porównuje ten efekt do rozjaśnienia samolotu z nadmiarem ładunku. Podczas każdego cyklu postu to zubożenie białych krwinek wywołuje zmiany, które wyzwalają regenerację nowych komórek układu odpornościowego na bazie komórek macierzystych.

W szczególności, przedłużony post zmniejszył enzym PKA, wcześniej odkryty przez zespół Longo efekt wydłużenia żywotności u organizmów prostych, który został powiązany w innych badaniach z regulacją samoodnowy i pluripotencji komórek macierzystych.
— to znaczy, że jedna komórka może rozwinąć się w wiele różnych typów komórek. Przedłużający się post obniżył również poziom IGF-1, hormonu wzrostu, który Longo i inni powiązali ze starzeniem się, progresją nowotworów i ryzykiem zachorowania na raka. "PKA jest kluczowym genem, który musi zostać wyłączony, aby te komórki macierzyste mogły przejść w tryb regeneracji. Daje to OK komórkom macierzystym, które mogą zacząć się rozmnażać i odbudowywać cały system" - wyjaśnił Longo, zwracając uwagę na potencjał zastosowań klinicznych, które naśladują efekty długotrwałego postu w celu odmłodzenia układu odpornościowego. "A dobra wiadomość jest taka, że podczas postu ciało pozbyło się tych części systemu, które mogą być uszkodzone lub stare, nieefektywne części". Teraz, jeśli zaczniesz z systemem mocno uszkodzonym przez chemioterapię lub starzenie się, cykle postu mogą wygenerować, dosłownie, nowy system odpornościowy". Przedłużający się post chronił również przed toksycznością w pilotażowym badaniu klinicznym, w którym mała grupa pacjentów pościła przez 72 godziny przed chemioterapią, rozszerzając wpływowe badania Longo z przeszłości. "Podczas gdy chemioterapia ratuje życie, powoduje znaczne, uboczne uszkodzenia układu odpornościowego. Wyniki tego badania sugerują, że poszczenie może złagodzić niektóre szkodliwe skutki chemioterapii" - powiedziała współautorka Tanya Dorff, adiunkt medycyny klinicznej w kompleksowym ośrodku onkologicznym i szpitalu USC Norris. "Potrzebne są dalsze badania kliniczne, a każda taka interwencja dietetyczna powinna być podejmowana tylko pod kierunkiem lekarza." "Badamy możliwość zastosowania tych efektów do wielu różnych systemów i organów, nie tylko do układu odpornościowego", powiedział Longo, którego laboratorium jest w trakcie prowadzenia dalszych badań nad kontrolowanymi interwencjami żywieniowymi i regeneracją komórek macierzystych zarówno w badaniach zwierzęcych jak i klinicznych. Badanie zostało wsparte przez Narodowy Instytut Starzenia się Narodowych Instytutów Zdrowia (grant nr AG20642, AG025135, P01AG34906). Badanie kliniczne było wspierane przez Fundację V i Narodowy Instytut

Walki z Rakiem Narodowych Instytutów Zdrowia (P30CA014089). W pierwszych dowodach na naturalną interwencję uruchamiającą regenerację organu lub systemu w oparciu o komórki macierzyste, badanie przeprowadzone w numerze magazynu "Cell Stem Cell" z 5 czerwca pokazuje, że cykle przedłużającego się postu nie tylko chronią przed uszkodzeniem układu odpornościowego - głównym efektem ubocznym chemioterapii - ale także wywołują regenerację układu odpornościowego, przenosząc komórki macierzyste ze stanu uśpienia do stanu samoodnowy.

Badanie to ma istotny wpływ na zdrowsze starzenie się, w którym spadek odporności przyczynia się do zwiększenia podatności na choroby w miarę starzenia się ludzi. Opisując, jak długie cykle postu - okresy bez jedzenia przez dwa do czterech dni w ciągu sześciu miesięcy - zabijają starsze i uszkodzone komórki układu odpornościowego i generują nowe, badania mają również wpływ na tolerancję na chemioterapię oraz na osoby z szerokim zakresem niedoborów układu odpornościowego, w tym zaburzeń autoimmunologicznych. "Nie mogliśmy przewidzieć, że przedłużony post będzie miał tak niezwykły wpływ na regenerację układu krwiotwórczego opartą na komórkach macierzystych", powiedział odpowiedni autor Valter Longo, Edna M. Jones profesor Gerontologii i Nauk Biologicznych USC Davis School of Gerontology i dyrektor USC Longevity Institute. Przedłużający się post zmusza ciało do korzystania z zapasów glukozy, tłuszczu i ketonów, ale także rozkłada znaczną część białych krwinek. Longo porównuje ten efekt do rozjaśnienia samolotu z nadmiarem ładunku. Podczas każdego cyklu postu to zubożenie białych krwinek wywołuje zmiany, które wyzwalają regenerację nowych komórek układu odpornościowego na bazie komórek macierzystych. W szczególności, przedłużony post zmniejszył enzym PKA, który wcześniej został odkryty przez zespół Longo w celu wydłużenia żywotności prostych organizmów i który został połączony w innych badaniach z regulacją samoodnowy i pluripotencji komórek macierzystych. — to znaczy, że jedna komórka może rozwinąć się w wiele różnych typów komórek. Przedłużony Poszczenie obniżyło również poziom IGF-1, hormonu wzrostu, który Longo i inni związali ze starzeniem się, progresją nowotworów i ryzykiem zachorowania na raka.

"PKA jest kluczowym genem, który musi zostać wyłączony, aby te komórki macierzyste mogły przejść w tryb regeneracji. Daje to OK komórkom macierzystym, które mogą zacząć się rozmnażać i odbudowywać cały system" - wyjaśnił Longo, zwracając uwagę na potencjał zastosowań klinicznych, które naśladują efekty długotrwałego postu w celu odmłodzenia układu odpornościowego. "A dobra wiadomość jest taka, że podczas postu ciało pozbyło się tych części systemu, które mogą być uszkodzone lub stare, nieefektywnych części". Teraz, jeśli zaczniesz z systemem mocno uszkodzonym przez chemioterapię lub starzenie się, cykle postu mogą wygenerować, dosłownie, nowy system odpornościowy". "Podczas gdy chemioterapia ratuje życie, powoduje znaczne, uboczne uszkodzenia układu odpornościowego.

Nowe badania w czasopiśmie Cell Stem Cell pokazują, że cykle przedłużającego się postu pobudzają ludzki układ odpornościowy do odmładzania krwiotwórczych komórek macierzystych z okresu spoczynku do stanu samoodnowy. Hematopoetyczne komórki macierzyste, które znajdują się w szpiku kostnym, są tymi, z których pochodzą wszystkie inne komórki krwi. Ustalenia te stanowią pierwsze akademickie potwierdzenie naturalnego działania stymulującego regenerację pnia narządu lub układu. Jeden z autorów badania, Valter Longo, profesor Uniwersytetu Południowej Kalifornii (USC) Davis School of Gerontology, określił ten efekt jako "niezwykły". Kiedy ludzkie ciało jest głodne, powiedział, że stara się oszczędzać energię. Jednym ze sposobów, w jaki to robi, jest "recykling" komórek odpornościowych, w tym tych, które mogą zostać uszkodzone.

Ludzie w sześciomiesięcznych badaniach klinicznych pościli regularnie przez okres od dwóch do czterech dni.

w ciągu sześciu miesięcy. Wiadomo, że post zmusza ciało do używania glukozy, tłuszczu i ketonów, które trzymało w magazynie. Teraz, dzięki nowym badaniom, wiadomo również, że trzydniowe posty rozkładają znaczącą część białych krwinek. Longo porównuje efekt pozbycia się dodatkowego bagażu z samolotu. Niejedzenie przez dłuższy okres czasu obniżyło znacznie liczbę białych krwinek. Jednocześnie jest to tak, jakby "przełącznik regeneracyjny" został odwrócony dla hematopoetycznych komórek macierzystych, zapewniając w ten sposób pierwszy, ważny krok w generowaniu krwi i regeneracji układów odpornościowych. Profesor Longo mówi, że po wydaniu tego "OK", komórki macierzyste rozmnażają się i rozpoczyna się odbudowa całego, krytycznie ważnego układu odpornościowego.

Wpływ postu na oko

Rokowanie w przypadku wielu chorób oczu jest dobre, jeżeli stosuje się post. Wiele przypadków wad wzroku zostało całkowicie zniwelowanych przez post, chociaż niektórych wad mechanicznych oczywiście nie da się usunąć, a niektóre dolegliwości oczu wymagają pomocy, której post nie może udzielić. Kiedy mięśnie oczu cierpią z powodu braku tonu, siły, elastyczności, giętkości i koordynacji, specjalne ćwiczenia na oko dają więcej korzyści niż poszczenie, poprzez poszczenie mogą być wykorzystane do uzupełnienia tego zabiegu. Wśród stanów chorobowych oczu, dla których post jest często specyficznym środkiem zaradczym, są zaćma, zator spojówki, katar i ziarninowe zapalenie spojówek, jaskra, zapalenie jamy ustnej, zapalenie rogówki i styl. Wczesna katarakta z reguły zanika na szybko; zaawansowane przypadki mogą zniknąć, ale powrót do zdrowia jest znacznie mniej pewny. Dr Shelton rejestruje jeden przypadek, w którym ślepota jednego oka (z powodu katarakty) całkowicie zniknęła w 18-dniowym poście. Dr Gerald Benesh donosi o równym sukcesie w leczeniu całkowitej katarakty, która poddała się 21-dniowemu postowi. Formy zapalenia spojówek wymagają tylko czystości i postu dla wyzdrowienia, przy czym w przypadkach ostrych posty krótkie, a w przypadkach przewlekłych długie. Kiedy jaskra istnieje, twardość oka ma tendencję do zaniku, z nadmiernym wchłanianiem płynu, na postach trwających dwa lub trzy tygodnie.

W zaawansowanych przypadkach, gdy występuje całkowity zanik, rokowanie nie jest korzystne, ze ślepotą zwykłego wyniku. Zapalenie jamy ustnej, zapalenie rogówki i stylizacja wymagają tylko postu, czystości i odpoczynku, z odzyskaniem ogólnej zasady, chyba że wcześniejsze leczenie tłumiące pozostawia trwałe uszkodzenie wzroku. Dolegliwości oddechowe szybko reagują na post. Katar sienny poprawia się praktycznie we wszystkich przypadkach bez zmiany klimatu. Pacjenci z katarrem wracają do zdrowia w czasie postu, chociaż w początkowych dniach postu eliminacja może się tymczasowo zwiększyć. Polipy, które mogą być obecne, są wchłaniane; pogrubione membrany wracają do swojej normalnej grubości, chociaż zanikające struktury zaawansowanej katarystyki nie mogą go odbudować.

Poszczenie i przeszczepianie

Pacjenci po przeszczepach są narażeni na zwiększone ryzyko wystąpienia działań niepożądanych związanych z postem z powodu choroby podstawowej i stosowania leków immunosupresyjnych. Przed rozpoczęciem Ramadanu, muzułmańscy pacjenci pytają swoich lekarzy, czy mogą pościć. Główną obawą u tych pacjentów jest to, że jeśli odwodnienie i nagromadzenie metabolitów może spowodować nieodwracalne pogorszenie funkcji nerek lub ułatwić epizody odrzucenia poprzez wywołanie zmian w układzie odpornościowym. W jednym z badań nie stwierdzono żadnych zmian w krążących kompleksach immunologicznych podczas postu Ramadana w prawidłowej populacji, a w innym odnotowano spadek stężenia dopełniacza C3 i wzrost stężenia C4 u biorców przeszczepów nerki.

Wraz ze wzrostem liczby przeszczepów nerek wykonywanych w krajach islamskich, a także z poprawą jakości życia, coraz częściej pojawia się pytanie o bezpieczeństwo postu Ramadan. W kilku badaniach zajęto się tym problemem i nie stwierdzono istotnego niekorzystnego wpływu postu Ramadana na pacjentów poszczących po przeszczepie ani na alografty; Argani przebadał 24 pacjentów i nie stwierdził istotnego wzrostu masy ciała, ciśnienia krwi, objętości moczu w ciągu 24 godzin, stosunku białka do kreatyniny w moczu czy azotu mocznikowego we krwi. Również liczba krwinek T i białych, poziom hemoglobiny i lipoprotein o małej gęstości nie zmieniły się znacząco po 30 dniach postu ramadanowego. Liczba komórek B, stężenie IgM w surowicy, stężenie C 3 oraz wartość lipoprotein o bardzo niskiej gęstości w surowicy znacznie się zmniejszyły po czczeniu w porównaniu z okresem przedpostu. Wyższe poziomy lipoprotein o dużej gęstości oraz wartości C4 w surowicy obserwowano również po czczeniu Ramadanu. Ostatecznie autorzy doszli do wniosku, że post Ramadan nie jest szkodliwy dla stabilnych pacjentów poszczących nerki z 12-godzinnym postem. Zaproponowali jednak, żeby pacjenci byli obserwowani przez swoich lekarzy podczas postu.

Einollahi badał 19 biorców przeszczepów nerek, którzy dobrowolnie pościli Ramadan i porównał je z 20 dopasowanymi odbiorcami, którzy nie pospieszyli się. Wszyscy pacjenci mieli wartości kreatyniny w surowicy poniżej 1,5 mg/dl przy wejściu do badania. W obu grupach nie zaobserwowano istotnych zmian w stężeniu kreatyniny w surowicy przed i po Ramadanie. Autorzy dokonali oceny bezpieczeństwa stosowania Ramadanu na czczo u biorców ze stabilną czynnością nerek, a następnie przeprowadzili kolejne badania 41 biorców przeszczepów nerki na czczo, których porównano z dopasowanymi kontrolami.

Średnia szacowana szybkość filtracji kłębuszkowej (GFR) nie zmieniła się istotnie po 30 dniach postu (72,8 ± 27,8 i 73,1 ± 29,3 mL/min w grupie poszczącej oraz 73,4 ±. 18,8 i 73,1 ± 18,5 ml/min w kontrolach, odpowiednio przed i po 30 dniach postu). Autorzy stwierdzili, że u pacjentów z GFR wyższą niż 60 mL/min post Ramadana nie powodował upośledzenia funkcji przeszczepu.

Abdulla przebadał 17 biorców przeszczepów nerki z prawidłową funkcją, a 6 ze stabilną, ale upośledzoną funkcją allografu (stężenie kreatyniny w osoczu krwi nie przekraczające 300 mmol/L). Nie zaobserwowano istotnych zmian w żadnym z badanych parametrów przed, w trakcie i po Ramadanie. Autorzy doszli do wniosku, że poszczenie Ramadanu nie powoduje istotnych działań niepożądanych u biorców przeszczepów nerek z prawidłową lub upośledzoną funkcją przeszczepu i zasugerowali, że poszczenie podczas Ramadanu po roku przeszczepu nerek jest bezpieczne dla tych pacjentów.

Ghalib badał 68 biorców przeszczepów nerki; 35 pacjentów w grupie badanej na czczo i 33 w grupie kontrolnej niestosującej postu. Kiedy fastery działały jako ich kontrola, średni GFR po trzecim Ramadanie nie różnił się znacząco od tego na poziomie podstawowym (56,4 i 55,4 mL/min). Różnice w GFR w tym okresie pozostawały nieistotne po wielokrotnym dostosowaniu do wieku, obecności cukrzycy (DM), podstawowej GFR, białkomoczu lub czasu trwania po transplantacji. Ponadto nie zaobserwowano żadnych epizodów odrzucenia lub pogorszenia funkcji nerek podczas lub wkrótce po Ramadanie.

Said badał 145 biorców przeszczepów nerek (w wieku 18 do 64 lat); 71 pacjentów pościło podczas Ramadanu, a 74 nie. W surowicy kreatynina i mocznik we krwi nie wykazały żadnych istotnych zmian pomiędzy tymi dwiema grupami przed i po poszczeniu. U pacjentów z cukrzycą typu I występowała tendencja do podwyższania poziomu cukru we krwi. Toksyczność cyklosporyny zaobserwowano w dwóch postach, a ostre epizody odrzucenia wystąpiły w dwóch pozostałych, zakażenie dróg moczowych w dwóch kolejnych. W żadnej z tych grup nie doszło do przeszczepu ani utraty pacjenta. Autorzy ostatecznie stwierdzili, że poszczenie Ramadanu przez biorców przeszczepów nerek z prawidłową czynnością nerek jest bezpieczne, ale chorzy na cukrzycę powinni zachować większą ostrożność podczas postu.

Wreszcie, Boobes studiował 22 (12 kobiet) pacjentów z przeszczepem nerek stabilne funkcje nerek i dobrowolnie wybrał do szybkiego Ramadan. Masa ciała, ciśnienie krwi, testy funkcji nerek, poziom cukru we krwi, profil lipidowy i cyklosporyny pozostały stabilne po czczeniu Ramadanu, a autorzy stwierdzili, że jest to bezpieczne dla biorców przeszczepów nerek ponad rok i stabilne funkcje przeszczepu do szybkiego Ramadanu.

Przestrzegali jednak przed ewentualnym niekorzystnym wpływem postu na pacjentów z umiarkowanie lub poważnie upośledzoną czynnością nerek, mimo niespecyficznych wyników badań.

W oparciu o ten przegląd literatury, ogólne przekonanie wśród pracowników medycznych w zakresie przeszczepów jest dopuszczenie do postu, kiedy przeszczepiona nerka funkcjonuje dobrze przez co najmniej jeden rok. Ogólna liczba pacjentów poszczących poszczących podczas stosowania Ramadanu we wszystkich badanych artykułach wynosiła 213 pacjentów, co może nie być na tyle duże, aby można było wyciągnąć wnioski. W żadnym z badań nie stwierdzono jednak istotnych negatywnych skutków związanych z postem typu Ramadan. Chociaż dwa badania, sugerowały zachowanie postu ramadanowego u pacjentów bez upośledzenia funkcji przeszczepu, w żadnym z nich nie przedstawiono dowodów.

Zdefiniowanie specyficznych wartości funkcji przeszczepu jako bezpiecznych poziomów dla postu Ramadana ma również ogromne znaczenie, ponieważ w żadnym z badań nie zdefiniowano poziomu funkcji nerek dla bezpiecznego postu; poziom GFR ≥ 60 mL/min nie był oparty na wynikach badań naukowych, a jedynie na prognozie.

Cała istniejąca literatura dotyczyła biorców przeszczepów nerek, nie znaleźliśmy żadnych badań u innych pacjentów po przeszczepie. Może to wynikać z lepszej jakości życia i większej populacji pacjentów w grupie po przeszczepie nerki niż innych biorców narządów.

Jednym z głównych ograniczeń obecnych badań jest to, że nie wspominają one o zgodności pacjentów przez wszystkie 30 dni postu, co może stanowić przeszkodę w dyskusji o wynikach.

Stwierdzamy, że post Ramadan nie ma większego negatywnego wpływu na alografię nerek u biorców przeszczepów nerek. Jednak aby lepiej ocenić wpływ postu ramaadanowskiego na tę populację, konieczne są większe badania ukierunkowane na różne grupy pacjentów (np. chorych na cukrzycę) i dokładniej opisujące proces postu pacjentów.

Poszczenie w czasie ciąży i laktacji

Jedyne okresy życia, w których stosowanie postu może być kwestionowane, to okres laktacji i ciąży. Poszczenie zatrzymuje wydzielanie mleka i tym samym uniemożliwia matce karmienie dziecka. W czasie długiej ciąży posty mające na celu leczenie chorób przewlekłych są z pewnością niewskazane, chociaż w przypadku występowania ostrej choroby może być krótki post, aż do ustąpienia większości lub wszystkich objawów. Oczywiście, jeśli chodzi o ścisłą skuteczność, post ma wyjątkową wartość jako środek terapeutyczny. Nie jest to w żadnym wypadku lekarstwo na wszystko, ani jedyna metoda, dzięki której można przywrócić zdrowie. Jak zauważono, niektóre warunki w ich zaawansowanym stadium nie zawsze wracają do normy na szybko.

Ponadto, te same wyniki, które często występują na czczo, mogą wystąpić przy stosowaniu niektórych diet, chociaż ta druga metoda często jest znacznie mniej pewna i nieporównywalnie wolniejsza od postu. Dla szybkości i pewności w dochodzeniu do zdrowia, post nie ma sobie równych w przypadku większości chorób, co wyraźnie pokazało zatrudnienie na czczo w tysiącach przypadków. Jeśli chodzi o efektywność, to jest ona sama w sobie klasą. W innym tomie zwróciliśmy uwagę na fakt, że przewlekła "choroba", nawet ta zwana gruźlicą, często ustępuje w czasie ciąży. Wielkie zmiany, zmiany rozwojowe zbliżone do tych z okresu dojrzewania i dorastania, zachodzą w organizmie kobiety w czasie ciąży. Słabe serca, słabe płuca, słabe nerki, słabe układy nerwowe są wzmocnione. Glandy długo uśpione budzą się do aktywności. Całe jej ciało przechodzi proces wzmacniania, renowacji.

Jest to znaczenie mdłości, wymiotów, ("porannej choroby"), braku apetytu i innych objawów, których tak wiele kobiet doświadcza we wczesnych tygodniach ciąży. Żadna kobieta w dobrym zdrowiu, żyjąca rozsądnie, nigdy nie ma najmniejszego śladu tych objawów. Żadna kobieta, która przeszła gruntowną renowację tuż przed zajściem w ciążę i która w tym czasie żyje rozsądnie, nigdy nie doświadcza tych "symptomów ciąży". To nie są objawy ciąży. Są to objawy renowacji. Wskazują one, że natura podejmuje się sprzątania domu, że ciało ma być wprowadzone do jego najlepszy kształt przygotowuje do ciąży i porodu. Jeśli się ich weźmie pod uwagę, wszystko będzie dobrze. Jeśli nie zostaną wzięte pod uwagę, natura zwykle odnosi sukcesy w swojej pracy mimo sprzeciwu i ingerencji. Czasami się nie udaje. Zawsze jej sukces jest pełniejszy i bardziej satysfakcjonujący, jeśli z nią współpracujemy. Rozwój tych objawów jest pewnym znakiem, że konieczne jest sprzątanie domu. Kiedy rozwijają się anoreksja, mdłości i wymioty, nie należy przyjmować absolutnie żadnego pożywienia oprócz wody, dopóki te nie znikną i nie pojawi się wyraźne wezwanie do jedzenia. Nie powinno się obawiać się postu. Możesz być pewien, że te objawy się skończą i natura będzie domagać się jedzenia, jak tylko zakończy się jej remont i na długo przed tym, jak wystąpią jakiekolwiek uszkodzenia u matki lub płodu. Post jest tylko tym, do czego wzywa w najprostszy możliwy sposób, a post zwykle dostaje nawet wtedy, gdy musi rzucać jedzenie z powrotem w twarz kobiety tak często, jak je przez wiele dni. Odpoczynek jest wzywany tak samo głośno, jak post i powinno się go mieć. Jeśli ta praca renowacyjna jest dozwolona przy pełnym ruchu, a kobieta będzie jadła i żyła rozsądnie, to potem nie będzie potrzeby kolejnego postu w czasie ciąży. Ona nadal będzie w dobrym zdrowiu. Jeśli jednak "zje za dwa" (sześć) i będzie prowadzić konwencjonalne, niehigieniczne życie, będzie cierpieć na kwaśny żołądek, gaz, zawroty głowy, bóle głowy, zaparcia i często poważniejsze trudności. Może rozwinąć się u niej ostra "choroba". W takim przypadku higiena "choroby" jest taka sama jak w każdym innym okresie życia. Kobieta w ciąży nie powinna wahać się pościć tak długo, jak długo natura wskazuje, że cierpi na ostry kryzys eliminujący. Niech będzie pewna, że skróci to jej okres choroby i nie zaszkodzi ani jej, ani jej dziecku. Z drugiej strony, jedzenie nie pomoże ani jej, ani dziecku.

Śmieszna rada dla ciężarnych matek, aby "jeść za dwoje", zaczyna tracić swoją zakładaną ważność. Załóżmy, że dziecko waży po urodzeniu dziewięć funtów (o trzy funty za dużo); jest to średni przyrost funta miesięcznie w okresie ciąży. Aby sprostać wymaganiom dziecka rosnącego w takim stosunkowo wolnym tempie, matka jest proszona o zjedzenie dwóch, trzech lub więcej dodatkowych kilogramów jedzenia dziennie. Zamiast tego, że jest to pomocne dla niej i rozwijającego się dziecka, pomaga w chorobie, zapewnia tłuszcz, a tym samym przewymiarowane dziecko, zmniejsza zdrowie i elastyczność jej tkanek, a także zapewnia wielkie bóle podczas porodu. W czasie ciąży ma mdłości, wymioty, kwaśny żołądek, spuchnięte kostki, żylaki, hemoroidy, rzeżączkę itp. będące konsekwencją tak niezrozumiałego jedzenia. Przy wymiotach w czasie ciąży lekarze boją się zarówno głodu jak i odwodnienia. Dlatego trzymają kobietę pokrytą płynami i jedzeniem. Wszystkie maniery czystych i nieczystych rzeczy są wprowadzane do żołądka kobiety, poza nadmiernym odurzaniem, które zwykle towarzyszy takim przypadkom, gdy są pod opieką regularnych lekarzy. Nic dziwnego, że ciągle wymiotuje.

Nie ma niebezpieczeństwa głodu i możemy być pewni, że wymioty ustaną zanim nastąpi jakiekolwiek wyraźne lub niebezpieczne odwodnienie, pod warunkiem, że kobieta nie będzie karmiona.
Rzeczywiście, w przypadku braku jedzenia, zwykle będzie mogła wziąć wodę. Nie ma nic lepszego niż poszczenie w porannej chorobie. Przewlekła "choroba" nie powinna być traktowana inaczej w czasie ciąży niż w innym czasie. Autor sprzeciwiłby się długiemu postowi w chronicznej "chorobie" w tym okresie. Nie można jednak

sprzeciwiać się krótkiemu postowi, ale wzdłuż postu występują elementy, których należy starać się unikać. Dr. Hazzard mówi: "Kiedy kobieta w ciąży pości, jej tkanki, nawet te niezbędne, jak serce i mózg, zostaną wykorzystane tak, jak to konieczne do prawidłowego odżywiania dziecka". Może to być prawdą tylko po wyczerpaniu jej wewnętrznych rezerw; ponieważ zgodnie z zasadą, że tkanki są ofiarowywane odwrotnie do ich znaczenia, podstawowe organy nie są uszkadzane, dopóki nie stanie się konieczne ich poświęcenie dla dziecka. Ale kobieta nie chce stracić włosów, paznokci, zębów, ani nie powinna być pytana, gdzie można tego uniknąć. Zgodnie z nowoczesnym planem karmienia, większość kobiet traci ząb i i tak w czasie ciąży rozwija kilka ubytków. Krótki post, gdy jest on konieczny lub będzie korzystny, powinien być bez wahania wprowadzony przez ciężarną kobietę cierpiącą na przewlekłą "chorobę", ale należy unikać długiego postu, chyba że ostra "choroba" czyni go koniecznym. Karmienie w ostrej "chorobie" i tak nie jest karmieniem.

W ograniczonej liczbie badań badano niejasny wpływ postu na stan zdrowia matki i jej nienarodzonego dziecka w czasie ciąży. Niektóre wyniki badań wykazały negatywny wpływ postu na matkę i jej nienarodzone dziecko. Na przykład w badaniach Rabinersona, Dickera, Kaplana, Ben-Rafaela i Dekla (2000) stwierdzono zwiększone ryzyko wystąpienia hiperemesis gravid arum u kobiet poszczących w pierwszym miesiącu ciąży. W innym badaniu Malhotry, Scotta, Scotta, Gee i Whartona (1989) matczyny kortyzol poszczących kobiet został podwyższony. Mirghani, Weerasinghe, Ezimokhani i Smith (2003) stwierdzili zmniejszenie ruchów oddechowych płodu z powodu niskiego poziomu stężenia glukozy we krwi u poszczących matek w ciąży. W nowszych badaniach Mirghani, Weerasinghe, Smith i Ezimokhani (2004) stwierdzili obniżenie profilu biofizycznego płodu u ciężarnych poszczących matek, co może wskazywać na pewien poziom płodowego kompromisu. Wreszcie Bandyopadhyay, Thakur, Ray i Kumar (2005) stwierdzili, że niewystarczające spożycie płynów w czasie ciąży z powodu postu zwiększa częstość występowania zakażeń dróg moczowych u muzułmanek. Inne badania wykazały, że post nie ma wpływu na nienarodzone dziecko. Na przykład Cross, Eminson i Wharton (1990) stwierdzili, że post macierzyński podczas Ramadanu nie wpłynął na masę urodzeniową dzieci urodzonych w pełnym wymiarze. W innym badaniu Kavehmanesha i Abolghasemi (2004) post macierzyński, w czasie Ramadanu, nie wpłynął na masę urodzeniową noworodka. Wreszcie, Dikensoy (2008) stwierdził, że post macierzyński nie doprowadził do ketonemii ani ketonurii u kobiet w ciąży. Stwierdzono również, że nie miało to wpływu na rozwój wewnątrzmaciczny płodu ani na jego zdrowie.

Niezależnie od wpływu postu na stan zdrowia matek i ich nienarodzonych dzieci, niektóre ciężarne kobiety muzułmańskie mogą zdecydować się na post. Na przykład, w badaniu przeprowadzonym przez Josoopha (2004) większość muzułmanek zdecydowała się pościć w czasie ciąży przy wsparciu małżonków i innych członków rodziny. Jednak kobietom tym brakowało podstawowej wiedzy religijnej na temat islamskiego prawa do postu w czasie ciąży. W innym badaniu Robinsona i Raislera (2005) ciężarne muzułmanki unikały dyskusji na temat postu ze swoimi dostawcami usług medycznych w obawie przed lekceważącym traktowaniem lub odradzaniem postu.

Przeciwwskazania do postu

wymienić kilka przeciwwskazań do postu. Wymagają one wyjaśnienia. Oni podążają:

(1) Strach przed postem ze strony pacjenta. Strach może zabijać tam, gdzie post przyniesie wyraźne korzyści. Jeżeli strach przed postem można przezwyciężyć, to nie ma powodu, dla którego nie miałby on być ustanowiony.

(2) Skrajne wycieńczenie. W takich przypadkach długi post jest niemożliwy. Krótki post, trwający od jednego do trzech dni, może być często uważany za korzystny, a seria takich krótkich postów z dłuższymi okresami właściwego karmienia może być wskazana. U skrajnie wycieńczonych pacjentów nie popieram popychania postu do powrotu głodu, ale popieram proces starannej pielęgnacji z jednym lub kilkoma krótkimi postami. Podczas gdy Carrington zwraca uwagę, że tacy pacjenci mogą umrzeć przed powrotem głodu, jestem przekonany z doświadczenia, że przy ostrożnym programie pielęgnacyjnym i ograniczonym poszczeniu, ci pacjenci mogą być przywróceni do zdrowia w wielu przypadkach, które inaczej umarliby. Wielokrotnie pościłem w takich przypadkach, nawet przez dwadzieścia dwa dni, zawsze z wyraźną korzyścią. W rzeczy samej, post jest często jedyną rzeczą, która umożliwi tym przypadkom przezwyciężenie ich wycieńczenia.

(3) W przypadku skrajnego osłabienia lub skrajnego zwyrodnienia. Nawet w wielu takich przypadkach seria krótkich postów, jak wspomniano wcześniej, może być często korzystna. W tych ostatnich fazach konsumpcji i w chorobie nowotworowej post nie może mieć żadnej wartości poza ulgą w cierpieniu pacjenta. To może przedłużyć życie o kilka dni. Post jest wyraźnie korzystny we wcześniejszych etapach obu tych warunków.

Duża słabość nie zawsze jest sygnałem zagrożenia, a raczej często może okazać się "fałszywym alarmem". Najczęściej słabość oznacza zatrucie lub kryzys. Istotne jest, aby słabość ta była rozpatrywana w powiązaniu z wszystkimi innymi występującymi objawami.
W rzeczy samej, dotyczy to wszystkich sygnałów o niebezpieczeństwie. Nikt z nich, sam w sobie uważany, nie stanowi dowodu rzeczywistego zagrożenia. Carrington uważa okresy wielkiego osłabienia, które często są postrzegane u pacjentów poszczących, za kryzysy lub okresy wielkich zmian fizjologicznych, które zachodzą w organizmie. Mówi on, że "fakt, że dotychczas słabe serca są wzmacniane i leczone przez post, dowodzi niezbicie, że wszelkie takie nietypowe objawy, obserwowane w tym okresie, oznaczają korzystny proces naprawczy, a nie szkodliwy lub niebezpieczny spadek lub przyspieszenie z powodu braku doskonałej kontroli nerwu sercowego". W związku z tym mogę dodać, że nigdy nie widziałem śmierci z powodu "niewydolności serca" w czasie postu, chociaż widziałem wiele okaleczonych serc, które w czasie postu dochodziły do całkowitego wyzdrowienia. Prostracja i osłabienie są częścią procesu, który nazywamy chorobą i nie wynikają z braku dwóch lub trzech posiłków. Dlatego też jest tak, że gdy

pacjent wraca do normy, siła

wraca nawet wtedy, gdy nie zjadłeś ani nie strawiłeś jedzenia. Na poprzednich stronach zwrócono uwagę na to, że wielka słabość nie jest koniecznie przeszkodą w poszczeniu; że to właśnie w takich przypadkach często widzimy największy przyrost siły.

(4) W przypadku nieczynnych nerek, którym towarzyszy otyłość. W takich przypadkach mówi się, że tkanki mogą się rozpadać szybciej niż nerki mogą je wyeliminować. Wątpię w to. Nie znam żadnego powodu, dla którego tkanki ciała miałyby być zużyte szybciej w tym czasie niż w innych. Prawdą jest, że w czasie postu jest zwiększona eliminacja, ale nie jest to na tyle duże, aby stanowić wielkie obciążenie dla nerek. Wielokrotnie pościłem przypadki "choroby" Brighta i przypadki kamicy nerkowej, ropnia nerek i zapalenia rdzenia kręgowego z wyraźną korzyścią we wszystkich takich przypadkach.

(5) W oznaczonym "choroby niedoboru". Niektórzy zwolennicy poszczenia nie radzą poszczuć w tych warunkach, ale uważają, że ponieważ są one spowodowane niedoborem jedzenia, ci pacjenci potrzebują zmiany diety, a nie postu. Na poprzednich stronach wykazano, że post jest wyraźnie korzystny w przypadku krzywicy, niedokrwistości i innych niedoborów oraz że brak apetytu w tych warunkach wskazuje na potrzebę krótkiego postu. Nie należy również zapominać, że we wszystkich brakach występują stany toksyczne, które muszą zostać przezwyciężone, zanim najlepsze diety będą mogły wykonać swoją doskonałą pracę. Niedobór nie zawsze jest spowodowany wadliwą dietą. Może to być spowodowane upośledzeniem maszyn i funkcji odżywczych, z różnych przyczyn. Odpoczynek fizjologiczny jest w takich przypadkach często pierwszym niezbędnym do powrotu do zdrowia.

(6) Trudne oddychanie: Ten objaw występuje czasami w dwóch rodzajach przypadków, a mianowicie w przypadkach nerwowych i w przypadkach upośledzenia czynności serca. W przypadkach nerwowych nie stanowi to ostrzeżenia o zagrożeniu. W przypadkach sercowych powinna ona powodować uważne obserwowanie akcji serca. Jeżeli to się okaże, powinny pojawić się oznaki osłabienia; post powinien być zakończony od razu.

Wniosek:

Wspaniałą rzeczą o poszczeniu jest to, że stawia przerwę między zachowaniem, do którego jesteś przyzwyczajony, a zachowaniem, do którego aspirujesz. Mamy tendencję do bycia istotami z przyzwyczajeniem, a sposób, w jaki jesteśmy przyzwyczajeni do jedzenia i życia, jest dla nas tak naturalny jak oddychanie. Dlatego tak trudno jest ludziom powstrzymać złe nawyki. Ale post powoduje nagłe zatrzymanie obecnego stylu życia. Daje ci to możliwość zatrzymania się, zastanowienia i podjęcia decyzji, jak będziesz potem prowadził swoje życie. Pozwala to na zerwanie z przeszłością i wyruszenie w nowym, bardziej pozytywnym kierunku.

Referencje:

Herbert M. Shelton, Fasting Can Save Your Life, Natural Hygiene Press, Inc., Chicago, IL, 1964.

[2]-Arnold De Vries, Therapeutic Fasting, Chandler Book Co., Los Angeles, CA, 1963.

[3]- Herbert. M. Shelton, fasting Therapeutics, tłumaczenie i publikacja, Rashid Dar, 1987, Damaszek, Bejrut.

[4]-william F. Gang. Przegląd fizjologii medycznej. 15 edycja 1991.Appleton & Lange, Los Altos, California.

[5]-The British journal Nature Saturday 11/25/2000 AD.

J. Hywel Thomas i Brian Gilliham, testament, Biochemiczne podstawy medycyny, wydanie drugie (1989), Londyn.

[7]-Goldhamer D.C., Alan, The benefits of fasting, True north health center, 30 maja 2010.

[8]-jockers, Dr.David, Increase brain function with proper fasting techniques, Natural health 365, Fri. 1 lutego 2013 roku.

9]-The journal of clinical endocrinology and metabolism, Impact of fasting on growth hormone signaling and action in muscle and fat 2009 Mar; 94(3):965- 72. doi: 10.1210/jc.2008-1385. Epub 2008 9 grudnia, PMID: 19066303[Opublikowane -
indeksowane dla MEDLINE].

[10]-Parker-pope, Tara, Regular Fasting May Boost Heart Health, The New York Times, 4 kwietnia 2011.

[11]-saudi medical journal, Impact of fasting in Ramadan in patients with cardiac disease, 2005 Oct; 26(10):1579-83., PMID: [PubMed - indeksowane dla MEDLINE].

[12]-Intermountain Medical Center, Rutynowy post okresowy jest dobry dla twojego zdrowia, a twoje serce, badania sugerują, 20 maja 2011.

[13]-Al-Oballi Kridli Suha Ph.D., RN, Health Beliefs and Practices of Muslim Women During Ramadan, MCN, The American Journal of Maternal/Child Nursing, sierpień 2011, tom 36, numer 4 str. 216 - 221.

[14] -Wu, Suzanne, Fasting wyzwala regenerację uszkodzonych, starych komórek macierzystych układu odpornościowego, University of Southern California news, 5 czerwca 2014.

[15]-Amerykańskie społeczeństwo onkologiczne, post, Przegląd medyczny: 02/24/2012.

[16]- Baskin, Gregory. Poszczenie Generuje nowy system odpornościowy, The Telegraph, wiadomości USC, University Herald, 13 czerwca 2014.

[17]-J P McCann i W Hansel, Relacje między metabolizmem insuliny i glukozy i przysadki mózgowo-rdzeniowej funkcji w jałówkach czczonych, Biologia rozrodu, Towarzystwo Badań Rozrodu2014.

[18]-Ames, John, Znaczenie okresowego postu, Medica Health&Therapy center.

[19]-(The Elliott P. Joslin Research laboratory, the department of medicine and surgery, Harvard medical school, the cardiovascular unit, the peter bent bent Brigham hospital, and the Diabetes Foundation, Inc., Boston, Massachusetts), Brain metabolism during posting, The Journal of Clinical Investigation, Vol. 46, NC. 10, 1967.

20- Naturalne Uzdrawianie Instynktu, Poszczenie dla płodności, 12 grudnia 2012.

21- Karmananda Saraswati, Dr. Swami, MB, BS (Syd), Psychofizjologia Postu, magazyn jogi, maj 1981.

22]- dr Nizal Sarraf-Zadegan; dr Mahmood Atashi; dr Gholam A. Naderi; dr Abdoul M. Baghai; dr Sedighe Asgary; Mohammad R. Fatehifar, MS; Hossien Samarian, MS; Maryam Zarei, BS, (EFEKT PASOWANIA W RAMADANIE NA WARTOŚCI I POWIĄZANIA MIĘDZY BIOCHEMICZNE, COAGULATION AND HEMATOLOGICAL FACTORS), Annals of Saudi Medicine, Vol 20, Nos 5-6, 2000.

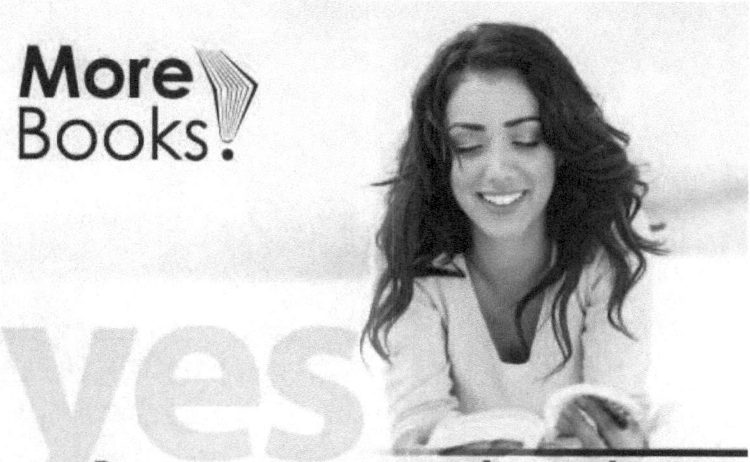
More Books!
yes

FSC
www.fsc.org
MIX
Papier | Fördert
gute Waldnutzung
FSC® C083411

Kolibri 360 GmbH
Ferdinand-Jühlke-Straße 7
99095 Erfurt, Deutschland
produktsicherheit@kolibri360.de

Druck:
CPI Druckdienstleistungen GmbH
im Auftrag der
Kolibri 360 GmbH
Ferdinand-Jühlke-Str. 7
99095 Erfurt